コロナ騒動と日本の急所

―開業医の意見書

髙橋 弘憲

論創社

はじめに

昨年（二〇二〇年）の春、まだ新型コロナウイルスの流行から間もない頃、私は一冊の本を出版しました。『ドクターＧ（じい）の教訓【番外編】コロナ騒動』という医療小説の形式で書き下ろしたものです。

当時はまだ、新型コロナウイルスについての詳細な情報が不足していましたが、その中でも欧米などに比較すると日本人は重症化しにくい傾向が顕著で、臨床医の多くはインフルエンザと大差ないのではないかと見ていました。しかし何名かの有名人が感染し死者も出たことや、ヨーロッパの国々でバタバタと人々が死んで行く様子が連日報道されることで、新型コロナウイルスへの恐怖心が高まり、平常心を保つことが困難になっていったのです。

その中で行われたさまざまな対策について私なりに思うところがあり、出版という手段で意見を述べたのですが、残念ながら販売部数は伸びず、コロナ対策に反映される事もありませんでした。それでも自分なりにやることはやったと納得していたのですが……。

新型コロナウイルスの流行からすでに約1年半が経過した今、世相はただひたすら暗い。感染拡大を防ぐために人の動きを抑制し続けているばかりの政策には、もはや活路が期待できないからです。そして何が何でもオリンピック開催の意志を通した矛盾だらけの姿勢に、国民の大半は辟易しています。楽しみであるはずのスポーツの祭典が、諸悪の根源とばかりにやり玉に挙げられた背景には、出口も見えないままの自粛や生活苦があります。

今ここで私たちはよく考えなければいけません。なぜ、このような事態になっているのか。そして何が解決の道なのか。

新型コロナウイルスの被害者は、命を落とした方や後遺症に悩まされている患者さんばかりではありません。経済の悪化によって生活苦に苦しむ人々、失業し路頭に迷う人や退学の憂き目に会った若者たちの人生が狂ったのは、発端は新型コロナウイルスであるのは間違いありませんが、本質は活動自粛政策を延々と繰り返すだけの戦略、人為的にもたらされたものに他なりません。

ウイルスの本性があきらかになり、これまでの対応による問題点も浮き彫りになってきたにもかかわらず、ワクチン接種を進めている以外の政策は皆無。新型コロナウイルスがまだ謎のベールに包まれていた頃となんら変わりません。頭がいいはずの役人や専門家が脇を固めているにもかかわらず、なぜこのような事態に陥っているのか不思議に思われる方もいるでしょう。しかし私は全く不思議には思いません。なぜならば、この非常事態においても肩書きで人を集めているだけで、実際に戦える戦力を集めているのではないからです。

戦国時代に例えれば、戦場の働きではなく家柄や学問で家老になった人たちが作戦を立て、援軍のあてもなく篭城を繰り返すようなものです。兵糧が不足しても、民には我慢を強いるばかりの負け戦。実戦に強い人材を登用しなければ勝利はありません。

日本がこのコロナ危機を乗り切って、再び日常を取り戻すには大きく舵を切り直す必要があります。そしてわたしたち一人一人も自分や家族の命を守るために自分の頭を使わなければいけません。そのためにお役立ていただけるような内容でもあります。

この本を書き続けながらも「やっぱりやめようか」と思うことがありました。正直なところ診療の合間や休日に原稿を書くことはかなりしんどいし、前作に続き昨年の夏には個人的な意見書を提出するも不発に終わったこと、そしてあのニシキヘビ脱走事件の転末。最初から「天井裏に居るはず」と指摘したにも関わらず無視されたヘビ専門家がニシキヘビを捉えたのは、警察などの大掛かり操作が終わった後でした。コロナ専門家でもない私が本を書いても事態が変わることはないだろうと思うとモチベーションが下がるのです。しかし意見があるのに黙っているのは恥ずべきこと。友人の励ましもあってようやく出版に至りました。

これは、しがらみのない一介の医師が誰にも忖度せずに自分の考えをそのまま書いた意見書です。1人でも多くの方に読んでいただけることを期待しています。

2021年7月末日

髙橋 弘憲

コロナ騒動と日本の急所

目次

第Ⅲ章 感染対策

第Ⅳ章　医療体制

第Ⅴ章　オリンピック

第Ⅵ章　コロナワクチン

コロナ騒動と日本の急所——一開業医の意見書

序章　来るべきだった現在（いま）

この章は校正の途中で急遽書き足したものです
「中等症は自宅療養で往診を」というとんでもない発言に怒り心頭となったので……
取り消したものの、どこに入院させるつもりなのでしょうか？

1　幻影の日本

２０２１年9月、盛大な歓声の中に終了した東京オリンピック・パラリンピックの熱狂はまだ続いているが、徐々に平常が戻ってきている。

開催が1年延期された間に、日本では万全の体制を構築したのである。港や空港の検疫は強化され、海外からの入国者は敷地周辺に建設された専用の宿泊施設に10日間以上滞在し、ＰＣＲ検査陰性者だけが市中への移動を許可されている。そして宿泊施設では、応募に全国から集まり研修を終えた職員がきびきびと働いており、その中には新型コロナによって前職を見切った者もかなり居る。日本のコロナ政策は全世界に紹介され、高く評価された。

昨年（２０２０年）の夏、政府は新型コロナウイルスへの戦略を大きく変えた。もはやこのウイルスは世界中に蔓延し、ロックダウンや活動自粛などの手段によって制圧することはできないことが明白になったからである。そこで政府のブレーンたる専門家の顔ぶれも一新された。医療現場で活躍しているバリバリの臨床医とウイルス学の研究者が主要メンバーとなって、実践的なコロナ戦略を練り直したのである。そして医療体制と研究体制の両方に大規模な改革が行われた。それまで既存の医療機関とその職員の努力によってなんとか対応してきたコロナ患者の診療を、全く別の施設に集約させて専属の医療スタッフが対応することになったのだ。

この方針によって既存の医療機関には日常が戻り、延期されていた手術や癌の治療を予定通り行うことができるようになった。コロナ専用施設には政府・自治体が買い上げた病院やホテル、使用しなくなった校舎などが改装され、プレハブの仮設やコンテナ、キャンピングカーなどが用途に応じて当てられた。現場の医師からは「必要なのは医療スペースと医療機器、そしてスタッフ。立派な建物は必要ない」と言われていたので、設備にかかる費用が膨れ上がることはなかった。軽症は自宅待機とされていたが、新型コロナ感染では突然死が起こることがわかり、医療施設近辺に軽症用の宿泊施設も用意され、患者の搬送には専用の救急車が使用されている。

このコロナ専用施設には、医師や看護師を中心に医療チームが結成されコロナ患者に対応している。その中心となっているのはコロナ患者の診療経験が豊かな専門医と看護師であり、さらに公募に応じた医師や看護師、さらに3～6ヶ月間の感染症研修コースを希望した研修医が加わっている。医師会からの応援もあって、今やスタッフは余ってきたのではないかと思われる程だが「全国へ展開するにはまだまだ」「新型コロナばかりが脅威ではない。もっと強力な感染症にも備えておかなければならない」「新型コロナの治療施設だけでなく感染症研究所を充実させ、日本製のワクチンや治療薬を開発し続ける」「すべての医療従事者に感染症の知識を身につけてもらう」と、コロナ戦略大臣の鼻息は荒い。

今や順風満帆のコロナ専用施設だが、その創成期には苦労も多かった。

新型コロナ専用施設の開設に当たっては専属の大臣を中心に専門チームが結成されたが、もっとも困難だったのは医療スタッフを集めることだった。全国に公募をしたものの手を挙げて応える者は多くなかったのである。

国会では「せっかく新しい施設を造ったのに医師や看護師がいなければ無駄になる。これからどうやってスタッフを集めるつもりなのか」などと責任を追及する声も上がったが、コロナ戦略担当大臣はただ一言「まずライオンを連れて来る」と答えた。意味が理解できずに喚く議員に返した「君みたいにメエメエ鳴く羊はお呼びではないよ」の一言が失言として取りざたされたが、世論は大臣を支持した。

このときに一役買って出たのが「空飛ぶドクター」の異名で知られるあのカリスマ救命救急医だった。自ら大臣に連絡を取り「医師は自分が集める」と宣言したのだ。彼はかつての教え子だった医師たちや同級生、後輩などあらゆる人脈に「勤務時期問わず。いつでもいいから来てくれ」と連絡しまくった。

その呼びかけに応えた中には、上司との折り合いが悪く退職した医師や開業がうまくいかずにクリニックを閉めた医師なども居て、特集番組の取材に「医師としてのやりがいをもう一度見つけることができた」とうれしそうに話していた。学生時代の同級生数名は「卒業してからずっと別々だった仲間と一緒に働く日が来るなんて夢のようだよ、ハハハッ」とか「ハガキに『来てくれ、頼む』とだけ書いたあいつの字を見たら居ても立ってもいられなくなって……オレなんかを頼ってくれて……ウウッ」とかとにかく興奮している。

そしてそれだけではなく、既に新型コロナ患者を治療している病院を何度も訪ねては「何人でもいいから他の者に指導できるような医師と看護師を派遣して下さい」と頭を下げた。

彼のこの熱さはすぐに伝搬して意気揚々とした医療スタッフが集まり、コロナ専用施設の歴史が始まったのである。まさにライオンがライオンを呼んだのだ。

それからも類は類を呼び続け、ますます勢いが加速した。そして今や若い医師・看護師へのアンケートで「働きたい医療機関ＮＯ．１」の存在になったのである。

新型コロナ患者の急激な増加にも十分に対応できる医療体制の確立と同時に、国民の社会活動は一人一人の責任に任されるようになった。そして緊急事態宣言が再び発令されることはなく「人の居るところではマスクは着ける」「身体の弱い人は安全なところに」「体調に変化があればすぐに受診」などの大原則だけが徹底されている。

このように日本は活力を取り戻し、経済は完全に息を吹き返したのである。


しかし、これは幻。

現実は羊の鳴き声がメエメエこだまする世界に私たちは居るのだ。

第Ⅰ章　日本の急所

「敵を知り己を知る」ことから道は開ける
日本の急所は医療体制にある

1　急所をさらし続けては日本が沈没する

新型コロナウイルスそのものに国民を次々と死に追いやり、日本社会を破壊する脅威はないことはもうわかっている。**それでもコロナ禍に苦しむ日本の急所は医療体制にある。**

そしてもう1つの急所は、医療体制に目を向けずに活動自粛ばかりを提言し続ける専門家たち、その彼らの任を解かずにいつまでも同じメンバーを使い続ける政権（オリンピック直前に手を噛まれても我慢している）、そして学者の肩書きを尊重しすぎるメディアや一部の視聴者だ。

このままでは日本は経済的に行き詰まり、私たちに明るい未来はやって来ない。では経済活動を阻むものは何なのか。改めて言うまでもなく、経済活動を阻む要素は2つある。感染による命の危険と医療崩壊だ。よって、この2項目をクリアすることが経済再建への必要条件だが、新型コロナウイルスはこれまでのところ収束の気配を見せていない。活動自粛によって一時的に感染者が減少するものの、規制の緩みとともに再び増加しては国民の不安と医師会の要請などによって、活動自粛に舵を切らざるを得なかったのが現実だ。しかし、こんなことを繰り返していては経済にとどめを刺されてしまい、日本は再び立ち上がることができなくなるだろう。一体どうすればいいのか？

結論から言えば、**現在の医療体制のままでは今後も緊急事態宣言を繰り返すことになり、経済の回復はとうてい見込めない**。なぜならば新型コロナ感染による犠牲者の数そのものではなく、既存の医療体制で対応できる患者数を天井値として緊急事態宣言が発令されてしまうからだ。そしてその天井はあまりにも低い。そのような少数の患者数を基準にしていては、社会を維持するための活動はいつまでたってもできはしない。天井を高くしなければジャンプはおろか背伸びもできないのだ。

もちろん政府や行政も必死に取り組んでいるのは間違いない。菅総理の号令によってワクチン接種は予想以上のスピードで進められている。しかし経済政策の切り札は「非常時医療体制」の確立であって、ワクチンではないと私は考えている。

もし日本の人口が3分の1だとしたら、皆が自粛をせずに思う存分に活動しても医療崩壊は起こらないのだろうか？　多分そうではない。人口が3分の1になったところで、感染率が3倍になれば感染者数は同じ。何も制限されない状態では、感染者数が何倍にも増えて行くことは容易に予想できる。つまり、日本人の60~70%の人がワクチンを接種しても、医療体制が今のキャパシティーのままでは、やはり医療崩壊の危機が訪れてしまうのだ。さらにワクチンの効果が弱い変異株や新型コロナウイルに取って代わる新たな感染症が流行する可能性は十分にある。そのときにはまたダラダラと「緊急事態宣言」を繰り返すのか。しかし、もはやそれに耐え得る体力は日本には残っていないだろう。この先は生活保護を受けなければ生きて行けない国民が急増することになりそうだ。

そもそも「緊急事態」という言葉は「敵が攻めてきた」という意味しか持ち合わせていない。そんなものは最初の1回だけ通達すれば役割は終わり。事態を認識したら即座に戦いに望まなければならないはずだ。その意志を示すのは「非常体制」という言葉ではないのか。「非常体制」を整えることをせずに「緊急事態」ばかり発しても事態が改善するはずがない。

政策を担う立場にある人たちに一言申し上げたい。

コロナ禍と戦い経済を建て直す気が本当にあるのならば、**一刻も早く「非常体制宣言」**

を発して、既存の医療機関とは別に非常時に特化した医療施設を早急に新設してもらいたい。さもなければ、私たちは「日本沈没」の目撃者となるかもしれない。

2　経済再生とは真逆の姿勢

経済再生担当の大臣が、飲食店や酒類取り扱い業者を締め付けるような言動をしてしまった。テレビの報道番組では大臣の資質を問題視しているが、悪いのはこの大臣ばかりではない。自分たちもコロナ感染が拡がるごとに、あたかもパチンコ店や飲食店、そして若者たちに責任があるかのように報道し続けてきた。そしてこうもたやすく緊急事態宣言が発令されるのは、過度に煽り続けるマスコミにも一因がある。

オリンピック開催を問題視したかと思えば、無理にでもテンションを挙げてお祭りムードを高める。一貫した主張はなく視聴率が正義、その中で自分の信念を貫こうとするアナウンサーやキャスターたちは降ろされる。それが日本の報道番組だ。人の言動や行動を取り上げて非難するのは簡単だし、視聴者も「バカが！」などと罵声を浴びせればスカッと

（そんな番組もあるが）するかもしれない。しかし大切なことは物事の本質である。だが彼らはそれを追究しようとはしていない。

自粛要請の効果を高めるために金融機関を利用することはとんでもなく卑怯な手段だ。だが本当におかしいのは、経済再生が任務であるはずの大臣が経済活動を締め付けることを行っていることだ。まったく笑えないブラックジョークではないか。人格攻撃の前に、「大臣の役割とは真逆ではありませんか」と問いただすのがまともなマスコミだが、そのような記者がどこに居ただろうか？

新型コロナウイルス発生から1年半以上経過した今、もはやコロナ感染よりも経済的ダメージによる被害の方がはるかに深刻だ。コロナ対策は他に任せて、経済を立て直すためにありとあらゆる策を練ってこそ経済再生大臣の存在価値がある。活動自粛しか提言しない専門家たちの言いなりになっていては経済を再生できるはずがない。もっと実践的なブレーンを登用して他の手段を考えるべきだ。なぜ本来の役割を見失って先のような言動をしてしまったのか、その理由を追求することもせず謝罪だけを要求する稚拙なメディアが好き勝手なことを報道する。これでは経済再生の道筋など見えるはずがない。

3　肩書き重視の弊害――根拠を確認することもなく事実と認識される

コロナ騒動に限った話ではないが、それなりの肩書きがある人が口にしたことはさしたる根拠がなくても事実として認識され、それをもとに物事が判断されてしまう。

たとえば「ウイルスに感染しても無症状の若者が、気づかないうちに高齢者にウイルスを感染させている」という見解がそうだ。無症候性キャリアが病原体の媒介となることは間違いではない。おそらく専門家たちの言動は一般論に基づいたものである。それをそのままメディアは信じ込み、若者たちの行動を厳しく非難してきた。

しかし実際にそうなのか？　人並みの想像力があれば少しは考えたはずだ。東京都の若者の何パーセントがじいさん、ばあさんと一緒に生活しているのだろうと。そして家庭内で感染するのでなければ、すでに退職した高齢者と若者たちが接触する機会がどこにあるのか。個人個人の行動を実際に調査すれば、老人は老人の中にいることが多いのがわかるだろう。冷静に考えれば、新型コロナウイルスに感染してもほとんど発症しない若者たちの行動をこれほどまでに制限する必要はなかったはずだ。人迷惑なバカ騒ぎはともかく、学業や仕事、交遊などの大切な時間を奪ってまで達成したかったものは何なのか、それは今どこにあるのか？　ひょっとしたら自然免疫を集団で獲得するチャンスを逃がしただけかもしれない。

感染源の特定もたぶん頭の中だけでやっている。そしてさまざまな業種がターゲットにされてきた。パチンコ店、レジャー施設、飲食業など。個人個人がどれほど工夫していても、同じ業種というだけで十把一絡げに評価されてしまう。しかし実際には完璧なまでに感染防止に努めているところもあれば、いいかげんなところもあるのが現実なのだ。感染防止策に投資し店員教育もしてきたあげく、個別に評価されることもないままに時短要請・アルコール禁止措置などを延々と繰り返されては、関連業者も含めてたまったものではないだろう。

また感染症や公衆衛生の専門家らしき肩書きの医師が「ワクチンはリスク以上に効果の方が高いので接種しましょう」とか「冷静な判断力を持たない人がデマに惑わされてワクチンを怖がっている」などとＳＮＳに書き込んでいるのを目にした人も多いのではないだ

ろうか。一方で少数派ながら自身のホームページ上で「コロナワクチン接種のリスクとメリットは年齢や居住地などを考慮するべき」と発信している医師（主に開業医）も居る。こちらはワクチン一般論ではなく、現在使用されているコロナワクチンについて具体的に分析した数字を根拠に意見を述べている。どちらの主張が優っているのか明白だが、それでも肩書きの方を信じてしまう残念な人たちも多いのが現実だ。

普段から机上で文献やデータばかりを扱い、現場に出向く習慣のない専門家には個別に見て評価するという思考回路が欠落している。この点が、あくまで患者を一人ずつ診療している臨床医とは大きく異なるのだ。たとえば公衆衛生と臨床の思考回路はこのように違う。公衆衛生的思考は「この地方は高血圧が多い。この地方は塩分摂取量が多い。だから塩分制限しなければいけない。塩分量は1日7g以下が望ましい」というもの。一方、まともな臨床医は「この人はどのような行動をして、どれくらい汗をかくのか。それならばこれくらいの水と塩分が必要だ」というように、1人ずつそのときの状況を考えて判断する。また「外に出たら感染しやすいから、ずっと家の中に居なければいけない」と言い切るのは現実を知らない人たち。実際には籠ってばかり居たら心身ともに弱ってしまう。

テレビやSNSでいろんな意見が飛び交い混乱するかもしれないが、より具体的で個々のケースについて言及しているものを信じるべきだ。偉そうな肩書きを持っていても、現状を見つめないで一般論を押し付ける人は役に立たないし、ときには害さえまき散らす。

4　専門家メンバーの一新を

これまでのコロナ対策は決して褒められたものではない。政府や自治体が非難の対象となっているが、政治家の役目はコロナに限らず外交などもあるので、政局のことは私にはわからない。それに野党もいまどきゼロコロナなどと口にしているようでは期待できそうもない。私が思うに、コロナ対策の責任の多くは政治家のブレーンにある。そして政治家の責任はブレーンの選出を間違えたことだ。活動自粛以外に策を持たない今のメンバーのままでは「ウイズコロナ」の社会が訪れることはない。

当初から専門家としてコロナ対策に関わって来たメンバーのほとんどは公衆衛生学やウイルス学の学者たちで構成されており、臨床の現場を知っている医師は見当たらない。専門家と言うのはそれぞれの分野において有能なのであり、他のことには素人なのだ。だから コロナ患者の診療に彼らが関わることはないし、どのような事態になっているのかを想像することもできないはずだ。新型コロナだけではなくインフルエンザなどの感染症が大流行すれば、その患者に対して誰がどこでどのように対応するのかが問われる。臨床医が加わらずに病気と闘えるはずがない。顔ぶれを一新して有事に対処するべきだ。

第Ⅱ章　緊急事態の実態

生活の破綻によって人生が失われ、自殺者も出ている現実から目を背けてはいけない
緊急事態宣言を繰り返さないためにはどのような方策を取るべきなのかをもっと必死に、そして迅速に検討するべきだ

1　緊急事態宣言によって失われる人生

政府や知事たちはいくどとなく「緊急事態宣言」を発令し続けているが、その内容については疑問だらけだ。会食は4人までとか、観客が誰一人として話さないシネマや、元々客が少なくガラガラだけど大きな収入源であるデパートの高級品売り場を閉鎖させるなど、明らかな根拠も無く整合性が認められない。感染対策担当の役人もきっと一生懸命に取り組んでいるに違いないが、このような指示に付き合わされて損害を被る当事者はたまったものではないだろう。それでも我慢しながら耐えている人は本当に偉いと思うが、もう堪忍袋の緒が半分以上切れているはずだ。

金銭の苦しみは体験した者にしかわからない。「人の命が大切だから活動を自粛せよ」と簡単に言えるのは安全なところで働き来月もらえる給料が約束されている者だけだ。スタントマンや海女、鳶職などはあたりまえのように自分の命をかけて働いている。飲食店の店員だって同じようなもので、客から感染する可能性があると知りながらも働くのは生活がかかっているからだ。それなのに、他人（特に高齢者）の命や医療体制を守るという大義名分によって、働きたくても働けない状態が延々と続き、その出口はまだ見えないのだ。

2　緊急事態宣言の意義

発令の時点で意味があった緊急事態宣言は昨年春の1回目、安倍前総理が発したものだけだと私は思っている。この時点ではまだ、新型コロナウイルスの詳細はよく解っておらず、欧州では感染爆発が起こり次々と人が死亡する事態となっていた。日本でも同じことが起こるかもしれない。重症患者への治療指針も確立できていない。そのような状況を踏まえると、2週間という目安で緊急事態宣言を発令して国民の行動を制限したことは正しい判断だったと思う。休校は余計だったかもしれないが、得体の知れない敵に対して体制を整える時間を稼ぐ意味があったはずなのだ。しかし2週間が経過したところで、この緊急事態宣言は価値を失ってしまう。2週間の猶予があったにもかかわらず、感染対策のために招集された専門家たちから、ウイルスと戦うために必要な情報や戦略が示されることはなかったからだ。発表されたのは、コンピューター解析による感染者数予想曲線と、人出の削減目標程度の内容にとどまった。

もしもこの2週間のうちに新型コロナ感染者に対処する専用の医療体制を整え始めていれば、もっと違う社会情勢になっていたはずである。しかし残念ながら現実は1年半が経過しても、感染者が増えるたびに政府お抱えの専門家たちは活動自粛の必要性を繰り返すだけで、他にはなんら目新しい策はない。その結果として未曾有の経済危機を招き、特に時短や休業要請のあおりを受けた人たちの多くが生活苦に追い込まれているのだ。

マスメディアはあまり報道しないが、新型コロナ流行後に日本全体の死亡者数はむしろ減少しているにもかかわらず、自殺者の数は前年を上回っている。高齢者の感染死を防ぐために、本来は健康だった若者が人為的要因によって命を落としているのである。そして既存の医療機関はずっとコロナ患者の対応に追われており、医療スタッフは疲労困憊である。体力の限界や病院経営の悪化による報酬のカットなどの理由で看護師が辞職する事態も招いてしまった。

活動自粛一辺倒の政策では、このような事態が生じることは十分予想されたはずだ。それくらいの犠牲はやむを得ないと考えたのか、あるいは想定外であったのかはわからないが、活動自粛はあくまで最後の手段であり、人々が耐え得る期間内に限定することが原則である。そして時間稼ぎをしているうちに新たな手を打たなければジリ貧になってしまうのだが、そのことをわかっていない。あたかも一合戦する意気もなく、援軍のあてもないままにひたすら篭城して滅んだ豊臣秀頼のようだ。

私は、この最初の緊急事態宣言の時に大勢が決してしまったと考えている。

しかるべき立場にいた人たちはコロナ感染者の扱いについて死にものぐるいで策を練るべきだった。それなりに考えたのかもしれないが、如何せん公衆衛生や感染症の専門家（肺炎を治療するのは呼吸器科の医師であって感染症専門家ではない）に偏った人選では発想に限界がある。実際のところ活動自粛以外の言葉を彼らが口にしたことがあるだろうか。

普段は尻に火がついた状態で働くことのない人たちが何人集まったところで、非常事態においては全く頼りにならないないことを曝している。専門家会議のメンバーの中に、普段から緊迫した医療現場で指揮を執っているバリバリの臨床家をなぜ登用しなかったのか。

このことが大きな痛手となったのだ。

今からでも早急に新しい人材を招集するべきだ。その際、立派な肩書きは過去のものとして、現時点の能力を評価して人選することが望まれる。

3　本当に緊急事態なのか？

東京や大阪などが緊急事態宣言下にある令和3年5月19日、「全国の重症者が過去最高の1293人」と報道されていた。これに対する読者のコメント欄には「1億以上の人口に対して1293人なのに、なぜこんなに大騒ぎするのか」と冷静な意見もあるが、やはり「もっと早く緊急事態宣言をするべきだった」とか「もっと徹底した行動制限をさせるべき」「このままでは本当にやばいことになる」といった声が目立つ。

しかし落ち着いて考えてもらいたい。日本は今、本当にそれほどやばい状態なのだろうか。「バカ言うな、やばいに決まっているだろう」と思うかもしれないが、では「なぜ、やばいのか？」と問われたら、何と答えるのか？　おそらく「感染者がすごく増えているから」「重症者も多くなってきたから」「死者も増えているではないか」と答えるのだろう。

だが物事を評価するには、その基準となるところを明確にしなければいけない。学業においてはテストの合格点を決めることで、凄く優秀なのか、まあまあできるのか、普通の成績なのか、あるいはもう少し頑張らなければいけないのか、それとも本当にやばい状況なのかがはっきりわかる。健康状態の判定も、基準となる正常値の範囲にあるのか、そうではないのか。もし正常値からはみ出ているならばその程度によって、ちょっと注意すればいいのか、それともすぐに治療しなければ危ない状態なのかを判断する。

ここで大切なことは、その基準値がごく自然なところに設定されていることである。テストならばなまけずに勉強すれば取れる点数、100点満点中60点くらいが普通で、問題も簡単過ぎず難し過ぎないように作るべきである。体重は生理的に当たり前のところ、骨太の体型ならば身長（cm）から100を引いた数値（kg）、痩せ形の人ならばその9割あたりが基準と考えればいい。難しいテストの合格点を90点にすることや、160cmの人が40kgを目指すのは不自然で間違っている。

新型コロナウイルスの話に戻すが、緊急事態宣言解除の目安は一応示されている。しかしその数字は何を根拠に誰が決めたものなのか、そしてそれは果たして適切な基準であるのか、きちんと検証する必要があるのではないだろうか。

東京都の緊急事態宣言解除の必要条件は、1日の感染者が500人以下になったときとされているようだが、東京都の人口は約1400万人である。よって計算すると1万人あたり約0・36人なのだ。これはテストの合格ラインを95点にするようなものではないか。驚くべきことに、もっと少ない数字（1日100人など）を挙げている専門家もいるらしい。そんな数を目標にしていたら、年中行動制限下に置かれるだろう。これでは社会は成り立たない。

ところが多くの人が今でも、新型コロナウイルス感染者数の報道に一喜一憂している。そして、感染者数が増加すれば強い危機感・恐怖心を抱き、経済活動の再開を危ぶむ声が強くなる。また一部の報道番組やコメンテーターは、異様なまでに視聴者の不安を煽り続けている。たとえ視聴率のためとは言え、これは決して正しい行為ではない。それとも心底そう思い込んでいるのだろうか。もしそうだとしたら、もっと客観的にものを判断できるまともなコメンテーターを起用するべきだ。それができなければ「報道番組」ではなく

「野次馬番組」とでも名乗った方がいい。

私自身の考えとしては、未だ日本では国民の生活と経済を犠牲にしてまで活動自粛を強要するほどの重症者数・死者数には達していない。現実的に足枷になっているのは「医療崩壊」という事態だろう。

4　感染者数よりも死者数

新型コロナ感染者と接触した者をしらみつぶしにPCR検査すれば、陽性者数が増えるのは当然のなりゆきであり、あくまで問題の核心は「**ウイルスに感染することがどれくらい危険であるのか**」であるはずだ。だから感染者の数よりも感染によって死亡した人の数に注目し、社会が崩壊する程の死者が出ているのか客観的に判断するべきだ。新型コロナウイルスによる死者数と単位人口あたりの死亡率を明確にし、他の疾患と比較してこそ正しい判定ができるのである。では実際のところどうなのか。

新型コロナ感染による死亡者の多くは高齢者であり、しかも相当数を寝たきりの患者が占めている。最近は変異株の流行によって若い人にも重症者が増えて来たとは言え、やはり大半は元々衰弱した人が死んでいるのだ。

一方、癌や心臓病、脳血管障害によって死亡する人の数は桁違いに多い。しかも働き盛りの人がたくさん命を落としている。自殺者数もコロナ関連死の何倍も多く、前途ある若者がたくさん命を落としているが、それでも社会活動が制限されることはない。

新型コロナウイルスの発生以降、少なくとも日本では社会が成り立たない程の死者数になったことはない。社会を混乱させているのは、ＰＣＲ陽性というだけで隔離しているような過剰とも言える対応ではないか。変異株の出現によって多少の変化はあるだろうが、新型コロナウイルスそのものが社会を崩壊させる猛威とは思えない。どう比較しても、若者の自殺や少子化の方がはるかに国の一大事だ。おそらく多くの人はこのようなことは理解しているはずだが、それならばもう少し冷静になってもいいのではないだろうか。

全国の感染者（正確にはＰＣＲ陽性者）が急増し、１日あたり１万５０００人を超えた。その多くがデルタ株だ。専門家はその強い感染力を強調し、このままでは日本人の大半が犠牲になってしまうかのように大騒ぎしている。ところがコロナ死者数は1日あたり10人前後のままでずっと変わっていないのだ。しかしなぜかこの事実には触れようとせず「感染者が増えた。やはり変異株は危険」と報道する。本当は「新型コロナウイルスは変異によって感染力を増すが毒性は低下する」と一部の研究者が予言したとおりになっているのでは？　ならば感染力が増し毒性が弱化した相手に取るべき手段は活動自粛政策ではない。少し質（たち）の悪い風邪として日常に受け入れる時期ではないだろうか。

5　新型コロナウイルス関連死は風邪やインフルエンザと違う扱い

人が死亡すると医師が死亡診断書を作成する。死亡診断書がなければ火葬・埋葬することができない。そして死亡診断書には必ず死因を記載しなければいけない。だから、新型コロナウイルスに感染して療養中に死亡した場合は「新型コロナウイルス感染」が死因とされ、新型コロナウイルスでの死亡者数にカウントされる。たとえＰＣＲ検査陽性だが無症状であった人が突然死したときでも、新型コロナウイルス関連死として扱われる。それは当然のこと、何の問題があるのかと思われる方も居るかもしれない。

しかし次のようなケースではどうだろう?

突然胸痛を訴えて倒れた男性が救急搬送されてきた。心筋梗塞だ。手を尽くしたが救命できなかった。患者さんの家族によれば、一週間程前に風邪を引いて熱があったが、1日休んだだけで働いていたらしい。するとだいたいこのような話になる「体調が悪いのに無理して働いたことがストレスになったのでしょう。脱水気味で心臓の血管が詰まり易くなっていたのかもしれませんね」などと……。このときに、患者を看取った医師は死因を「心筋梗塞」と記載する。当たり前のことであり、これに異議を挟む人はいないだろう。もし「風邪」と書いたならば、それは間違いだと訂正されるはずだ。当然、風邪による死亡としてはカウントされない。

あるいはインフルエンザで自宅療養中の患者さんがくも膜下出血のため死亡した。この場合にも、死因はあくまで「くも膜下出血」であって「インフルエンザ」とは記載されない。せいぜい発症の引き金となったと考えられるだけで、インフルエンザの死者数にはカウントされない。

しかし新型コロナウイルスにおいては扱いが全く異なる。ＰＣＲ検査で陽性であれば、例え全く無症状の状態から急死した場合でも「新型コロナウイルス関連死」としてカウントされるようになっているのだ。だから新型コロナウイルスによる死亡数は特別ルールによってかなり水増しされており、単純にインフルエンザの死亡数と比較することはできない。多くの人はこの違いをわからないまま、新型コロナウイルスばかりを極端に怖がっているのだろう。

第Ⅲ章　感染対策

新型コロナウイルスは空気感染しないのか

1　飛沫感染と空気感染の定義

「新型コロナウイルスは飛沫感染であって空気感染はしない」と尾見先生がわざわざ強調されたのだから、そうかもしれない。「そうかもしれない」と表現したのは、それでも私はいろいろと疑問を感じてしまうからだ。

まず、飛沫感染と空気感染はどうちがうのか？　いずれも経気道感染（空気と一緒に口や鼻から吸い込まれ気管支や肺に感染する）である。

飛沫感染は呼吸や咳、くしゃみなどによって飛散する、唾液などの水分を含んだ直径5μm（1μmは1㎜の1000分の1）以上の粒子中に含まれる病原体が感染源となる。目に見えるくらいの大きい飛沫はすぐに落下するが、微細な飛沫は空中を浮遊する。全く無風の状態であれば感染者から2m以上の距離にはほとんど到達しないと言われているが、くしゃみや激しい咳によっては10mくらい飛散するらしい。この飛沫の状態で伝染するものが飛沫感染と定義されている。飛沫が水分を失い乾燥して5μm以下になった粒子を飛沫核と呼ぶ。当然、軽く小さくなった飛沫核の方がより遠くまで飛んで行くので感染も拡がりやすいが、ほとんどの病原体は乾燥した状態では病原性を失い、感染することがないとされる。

しかし中には飛沫核の状態でも感染力を失わない病原体があり、この遠くまで飛散する飛沫核によっても感染する状態は空気感染と定義されている。空気感染する病原体は少なく、麻疹ウイルスや水痘ウイルス、結核菌が挙げられる。

よく報道番組で「すれ違っただけでも感染する空気感染」と説明しているが明らかに間違いである。どちらかと言えば「すれ違わなくても感染する」と言う方がまだ真実に近い。

おわかりの事だと思うが、これは私自身が実際に実験した結果を示しているのではない。あくまで医学書や医学文献に記載されている内容を記載したまでだ。そして純粋な疑問を感じている。それは次のようなことだ。

2　いったい誰がどのように証明したのか

私が医学生の頃にはすでに飛沫感染と空気感染が区別されており、疑問を持つ事も無くそのまま覚えた（そしてすぐに忘れた）。だが、誰がどのように証明したのかを教えてもらった記憶はない。

直径7・5μmの赤血球よりももっと小さい飛沫核をどのように空中から見つけ、さらにその中の病原体を取り出し、活性が保たれているのかそれとも失活しているのかをどうやって確認したのだろうか。数μmの大きさのものを目で見分けるためには1000倍程度に拡大する必要がある。空中をさまよう微粒子を相手に、はたしてあの当時の技術で捉えることができたのだろうか。いや、今ならばできるのかも私は知らない。あるいは飛沫が飛散する距離の範囲内（2〜3m）で感染するものは飛沫感染、もっと遠い距離（10m以上）でも感染するものは空気感染と定め、飛沫核のストーリーを後付けしたのだろうか。

さて尾見先生をはじめテレビに出演する専門家の人たちは、新型コロナウイルスは飛沫感染するが空気感染はしないと強調しているものの、たぶん自分自身で確かめてはいないはずだ。国民にメッセージを伝えるのであればその証拠を示す必要があるのではないか。

3　空気感染しないのならＰＣＲ陽性だけで隔離する必要があるのか

「新型コロナウイルスは空気感染しない」とあの尾見先生も断言している。ということは飛沫核の状態になれば感染力を失っているという理屈になる。

そして閉鎖空間、特に乾燥した冬では飛沫の水分は短時間で蒸発する。室内には今飛んだ飛沫よりも、何時間も前から蓄積した飛沫核の方が圧倒的に多いはずだ。そうだとすれば、クラスターとして特定された人たちの咽や鼻の粘膜から確認されたのは、飛沫ではなく飛沫核に存在したウイルス、つまり失活したウイルスの遺伝子の一部だった確率が高いということになる。

以前、ＰＣＲ陽性者と感染者は違うと言った知事が批判されたが、知事の発言は正しい。何も考えずに反射的に批判する方が間違っている。お湯をかけたら元に戻る乾燥ワカメのように、乾燥して失活したウイルスが粘膜の水分によって活性を取り戻さない限り、死んだウイルスが付着した人が発症する事も他人に感染させることもない。

空気感染はしないことを強調しながら、ＰＣＲ陽性というだけで未だにやりすぎとも思われる隔離を続けているのはなぜなのだろうか？　それとも本当は飛沫核の状態でも感染するのか？　ならば「空気感染しない」と断言するのはなぜなのか、全く理解に苦しむ。

4　本当に空気感染しないのか

飛沫や飛沫核が実際にどこまで飛んで行くのかを見る事はできないから、空気感染しないという言い切る専門家の拠り所は2つ、飛沫核の状態ではウイルスが活性を失うこと、そして飛沫核の方がずっと遠くまで飛散するということだろう。しかし本当にそうなのか、少しも疑う事はないのだろうか。

これは私の意見に過ぎないが、実際には新型コロナウイルスは空気感染するはずだ。その根拠をこれから述べたい。

5　飛沫核になってもウイルスはすぐに活性を失わない

飛沫が乾燥して飛沫核となったら本当にウイルスはすぐに死んでしまい、10分程も生きていないのだろうか？　10分もあれば相当の範囲に飛散するものだ。

新型コロナウイルスが乾燥によって失活するまでにどれくらいの時間が必要なのか、明確なデータを見つける事ができなかったので、医療器具に用いられる各種滅菌法・消毒法のガイドラインをもとに考察したい。

消毒薬を使わない滅菌法・消毒法として、高圧蒸気滅菌（オートクレーブ）や火炎滅菌、煮沸滅菌、紫外線滅菌などとともに乾燥滅菌がある。この乾燥滅菌の条件設定は次のようになっている。

135〜145℃　3〜5時間
160〜170℃　2〜4時間

180～200℃　　0・5～1時間

それからもう1つ参考になるのは、厚生労働省が開示している各種感染症への消毒法だ。そこにはウイルスを失活させるには80℃の熱水で10分間、90℃の熱水では1分間と記載されている。

これらのことから、ウイルスを失活させるには動物がすぐに死んでしまうほどの厳しい条件が必要であり、人が生活できるような甘い環境の中で飛沫が乾燥したところで、ウイルスはすぐには死んでくれそうもないことが想像できるはずだ。よって飛沫ばかりでなく飛沫核も感染源になると考えるべきだろう。だとしたら、空気感染しないはずはない。

6　飛沫は遠くまで飛ばないのか

飛沫にしても飛沫核にしてもどこまで飛んで行くのかは気流や湿度などの条件による。目に見えるくらいのよほど大きな飛沫であれば地面や床にすぐ落下するが、数μm程の微細な飛沫は気流に乗ってすぐに遠くまで飛んで行くだろう。

朝日の当たる部屋で布団や衣類を叩いたときに、無数の埃（ほこり）が空中を舞っているのが見えるはずだ。目に見える大きさの埃でも、人が動いただけで何メートルも移動するではないか。タンポポの種子でさえあちらこちらへはるか遠くまで飛んで行く。

また、スギやヒノキの花粉は直径が30〜40μm、黄砂は約4μmであるが、これらがごく短時間でどれほどの距離を飛散するのかは天気予報を見ればわかる。またウイルスが単体のウイルス飛沫であればその大きさは0・2μm（乾燥したウイルス核の状態ならば0・1μm）と言われている。

これほど小さなものが数メートルの範囲にいつまでもとどまると思う方がおかしいのではないだろうか。

7　ウイルスはどのように空中を浮遊するのか

スーパーコンピューターを使った、新型コロナウイルス拡散シミュレーションの結果がときどき報道されているが、シミュレーションを行うには条件の設定が必要となる。飛沫の大きさと重量は当然入力されたとして、おそらく無風の状態で計算したはずだ。

しかし発表された動画をよく見るとわかるが、飛沫拡散のシミュレーションはごく数回の呼吸や咳・くしゃみに限られていて、いったん室内に吐き出された飛沫が30分後、1時間後にはどのように空中に存在しているのかわからない。

だから1回の呼気で飛沫が飛ぶ距離にこだわり、アクリル板や4人以下の会食などの対策が指示されてしまうのだろう。

数分もすればウイルスはとっくに落下しているだろうと思うかもしれないが、そうとは言い切れない。飛沫であろうと飛沫核であろうと、いつまでもそのまま単体の状態を保ち続ける事はおそらくない。

ほとんどの物体は電位を帯びていて、特にタンパク質は帯電力が強い。冬にウールのセーターを着ているときに静電気で指がバチッと刺激されるのはそのためだ。この静電気によって飛沫や飛沫核は水分子やハウスダストなどと引っ付き、静電気の力で空中を長く浮遊すると考えられる。ウイルスは静電気によって空中を浮遊し、空気の動きによって遠くまで飛んで行くのだ。

新型コロナウイルスが空気感染しないと言い切るのはおかしい。そして飛沫感染と空気感染の分類を定義づけても、現実の世界では意味をなさない。これが私の意見だ。ただしＰＣＲ陽性者の中には、すでに失活したウイルスが粘膜に引っ付いていただけの人も相当数いるはずだ。

8　日本人が新型コロナウイルスに強かった一因

私の考えが間違っていなければ、中国の武漢で感染爆発が起こって間もなく、春節やチャーター機、クルーズ船などよりもずっと早いタイミングで、新型コロナウイルスは日本に到達していたはずだ。

どのように？　飛沫や飛沫核が偏西風で運ばれながら日本中にごく微量ずつ散らばったウイルスと接触することによって、屋外に出る機会が多く免疫獲得能も高い学童や若者たちはすでに抵抗力を備えることができたのではないだろうか。空が黄色くなる程の黄砂が偏西風によって運ばれて来る日本の地理を考慮すれば、十分にあり得る仮説だと思うのだが。

9　飲食店の感染防止はどのようにすればいいのか

政府や行政の指導に従って、飲食店はこれまでにさまざまな感染症対策を行っている。人数の制限、アクリル板など……。さらには、食べ物を口に入れるときだけマスクを外し、すぐに着けて食べるという不自然なパフォーマンスまで示された。しかし結局は、感染者が増えれば営業自体を制限される。いろいろと指導しながらも、感染防止策はあまり有効ではないと評価しているのだろう。だから店そのものを閉めるしかない。が、このままでいいはずはない。実践的な感染防止法を考える必要がある。

先に述べたとおり、飛沫や飛沫核は前の客が去っても店の中に残る。だから一緒に来店する人数を4人に制限したところであまり意味はない。そもそも普段から同じ空間で生活している者どうしならば、店の中だけ4人に限定する意味はあるのか疑問だ。まして店を借り切っている場合まで問題にする風潮がおかしい。

それを煽るのはやはりメディアだが。4人までの言い出しっぺは、コンピューターの飛沫拡散シミュレーションを見た専門家の誰かだろう。

アクリル板も同様だろう。1人ずつ天井まで区切っている訳ではなく、お互いの飛沫がダイレクトに当たらないだけのこと、実際はたくさんの飛沫や飛沫核が店内の空気の中を浮遊していて、気流に乗ってやって来る。アクリル板の拭き取りも頻繁に行わなければむしろ不衛生だ。

おそらくこれらの対策は、新型コロナウイルスの飛沫感染を強調し空気感染の可能性をはっきりと否定した専門家の言葉に従って考えられたものだろう。同じ時間に近くに居る客を感染源と限定している。しかし実際はその前の時間帯に居た客がウイルスを残している可能性も高いはずだ。だから4人までの制限とかアクリル板では対処できない。

私が最も疑問に思うのは、**なぜ紫外線を有効に利用しないのか**ということだ。理化学研究所の報告でも、紫外線が短時間の間に新型コロナウイルスを不活化する機序が示されている（ネットで検索すれば詳しくわかる）。

紫外線には人体への影響もあるため、ウイルスだけに作用する特殊な紫外線装置が望ましいと思うかもしれないが、要は人が紫外線を浴びなければいいだけの話だ。今準備できる紫外線装置を店舗に設置し、時間を決めて店内照射すれば空中のウイルスも壁やテーブル、ドアノブなどに付着したウイルスも不活化する。その間、客や店員は別の部屋や店外で待機すればいい。

営業終了後にもタイマーを設定して照射すれば、他の病原体も不活化して店の衛生状態は高められるだろう。

10　マスク

マスク着用は周囲の状況によって臨機応変に考えることが肝要だ。人の居る屋内では原則としてマスクを着ける必要があるが、人出のない屋外で無理にマスクをする意味はない。マスクの素材にはいろんなものがあるが、感染予防効果の高いものはその分通気性も悪くなる。飛行機やバス、列車などの中では医療用のマスクを使用した方がいいと思うが、屋外を歩くときには布マスクの方が楽だろう。特に暑い夏はマスク着用によって熱中症のリスクが高くなるので、スポーツ用の通気性のあるマスクくらいで妥協した方がいいかもしれない。ジョギングなどの運動時には着けない方が身体のためには安全だと思う。その代わりに、人の居ないところを選んで走るように心がけることだ。

以前、飛行機内でのマスクの着用をめぐってトラブルが発生したが、マスクは自分のためだけではなく相手を思いやって着けるものでもある。飛行機には白血病や癌の治療で抵抗力が低下した人が乗っているかもしれない。そのような人がどれほど不安になるのか想像してもらいたい。今の社会状況において、再三の指示を受け入れずに頑までにマスク着用を拒むのは恥ずべき行為である。これには罰則があるべきだ。

なお感染者と非感染者の間では、次の順番にマスクによる感染予防効果が強くなる。

①感染者と非感染者のどちらもマスクを着用している。
②感染者だけがマスクを着用し、非感染者はマスクを着用していない。
③感染者がマスクを着用せず、非感染者だけがマスクを着用している。

④感染者と非感染者のどちらもマスクを着用していない。

①と④は当たり前として、②と③に差がついているのは、ウイルスは眼球結膜からも侵入する可能性があるからだ。逆に感染者の眼球結膜からウイルスが飛んで来ることはないだろう。したがって感染者と非感染者がどちらも同じ種類のマスクをしていれば、このような順番になる。自分の周りにマスクをせずに騒いでいる人がいるときには、マスクだけでなくメガネ（サングラスやファッショングラスでも）も着けた方が安全だ。

第Ⅳ章　医療体制

日本の医療体制はなぜ崩壊するのか？
新型コロナ患者のベッドが不足するのは当たり前
そもそも対応が間違っている

1　いつになれば非常時医療体制ができるのか

政府のブレーンであるはずの専門家会議（当時）に実践的な知恵があれば、今頃はもっと違う社会情勢になっていただろう。

新型コロナ対策にはいくつかの転機があったはずだ。しかしその時期を把握することもなく1年半もの間、延々と活動自粛ばかりを提言している。これまでの判断を省みることもなく、他に策も持たなかったからである。もし時計の針を戻すことができれば、違う判断をするのだろうか。ここでちょっと記憶を巻き戻してもらいたい。

昨年（2020年）冬から春過ぎまで

新型コロナ発生初期にはまだ新型コロナウイルスに関する情報が十分ではなかった。ごく初期にはヒトからヒトへ感染することはないとする中国からの発表を鵜呑みにする専門家さえいた。ヒト以外の哺乳類を介する感染経路であのように爆発的な感染拡大が起こるはずがないことは、ちょっと考えればわかりそうなものだが……。

そして間もなく、このウイルスがヒトからヒトへの強い感染力を持ち、重症の肺炎を起こすことが判明した。しかし国内の感染者はまばらであり、市中感染の状態には至っていなかった。隔離によるゼロコロナの可能性があったのはこのときまでだ。

この時期における対応として最も大切なことは、感染者を他の人と確実に分断することである。感染流行国からの入国をすぐに止め、帰国者も一定時期は空港近辺の入所施設に留めておかなければいけない。プレハブやキャンピングカーなどは即座に用意できたはずだが、公共交通機関を利用させて自宅に帰してしまった。

最もまずいのは、感染者をよりによって一般患者が入院している病院に隔離したことだ。一口に感染症と言っても感染経路はさまざまである。血液感染や接触感染の場合はこれでもいいが、新型コロナウイルスは空気を介して感染するのである。しかも感染力は強く1人の患者から大勢に拡散する。

このような感染症は専用の入院施設を別途準備するのが正しいやり方であり、このとき即座に取りかかれば専門の施設ができていた。しかしそうしなかった結果、病院ではクラスターが発生し、やがて感染経路不明の市中感染が発生した。

政府は緊急事態宣言を発令して休校も含めて活動を制限したが、このときすでに隔離政策によるゼロコロナの可能性は限りなくゼロになっていること、そして医療体制の整備が急務であることに専門家は気付き、政府に対して強く提言しなければならなかったのである。昔の侍のように懐に刀とはいかないが、せめて辞表をポケットに入れておくくらいの気迫は欲しいものだ。

当初2週間の予定だった休校は延長され、ことばかりに9月入学を進言する政治家や有識者の意見を、マスメディアが大きく取り上げたのもこの頃だ。そして大半が彼らを支持し、4月入学を主張する人は形勢不利だった。このときはまだ、新型コロナウイルスがここまで蔓延することを多くの政治家や知事たちが予想すらしていなかった証拠である。

それにしても新型コロナ騒動に便乗して、台風などの自然災害が多発する9月に入学式を行わせる無謀を、さも正当であるかのように語った過去を完全にスルーできる図太さは称賛に値する。国際事情を持ち出しても、9月入学は大学から。少なくても義務教育の間はあり得ないというのが一般市民の心情だろう。

それに優秀な学生が日本に来ないのは、入学時期の問題以上に大学への教育費・研究費が他国に比べ少ないからではないだろうか。

結局、コロナ関連の大型予算はガーゼマスクや助成金に使用され、医療体制が強化されることはなかった。気温や湿度の上昇、紫外線効果などによるウイルス抑制効果やウイルスの変異・弱体化によって事態は収束すると考えたのかもしれないが、見通しが甘かった。

昨年初夏から秋

新型コロナ感染はいったんおさまりかけたが、旅行・観光業者や飲食店の景気回復策として政府が打ち出したゴーツートラベル、ゴーツーイートキャンペーンの影響もあって、感染者は再び増加した。そして新型コロナウイルスは紫外線の強い暑い夏になっても弱体化しないことがはっきりしたのである。

少なくてもこの時期には新型コロナウイルスが早々に収束する可能性はなく長期的に蔓延し、活動自粛の効果は一時的で根本的な解決はもたらさないことを認識しなければならなかった。そして経済悪化という重い副作用をもたらすことをすでに体験していたはずだが、あれこれと評語パフォーマンスを見せるばかりで、なんら新しい方策はなかった。

昨年暮れから現在まで

新型コロナ感染者の増加に伴い、今年1月以降、東京都などに3回（昨年から合わせて4回）もの緊急事態宣言が発令されている。しかも宣言下でない期間の方がずっと短い。こうも頻繁に緊急事態宣言が繰り返される背景には医療体制の逼迫がある。

医師会長までが会見を行い、飲食店への自粛を呼びかけるという異例の事態が生じた。医療従事者の負担を考慮しての行動であることはわかるが、どうすれば医師会員がコロナ患者の診療に協力できるのかを考える方が進歩的であった。そして経済活動のネックとなってしまっている医療体制は未だ手付かずのままである。

2　日本の医療体制はなぜ崩壊するのか？——そもそも対応が間違っている

「ベッドが足りない」「入院できずに自宅待機している患者が亡くなった」などのニュー

スが報道され続けている。あげくは日本医師会長自らがテレビの前に顔を出して「医療崩壊」の危機を訴えながら「行動自粛」を声高に呼びかけ、飲食業などの時短要請にまで口を出した。そのことが国民の不安をさらに煽っている。

確かに、新型コロナ感染者が入院できる病床が足りないのは事実である。だが、医療機関の努力が足りない訳ではなく限界状態まで頑張っている。ではなぜ、この程度の患者数にも関わらず病床が不足するのか、結論は明白である。そもそも足りるはずがないのだ。

欧米諸国に比べるとはるかに新型コロナ感染者が少なく、医療も充実しているはずの日本において、こうも容易く医療崩壊が起こることに納得できない方も多いことだろう。大病院に任せきりにして新型コロナ患者を受け入れようとしない医師会の会員（ほとんどは開業医）が元凶だと信じている人もいるようだが、それは間違っている。どこまで増え続けるか分からない感染症を第2類扱いにしたままでは、開業医の多くはコロナ患者の診療はできない。このことは後で詳しく説明したい。

また大病院にしても、現状の医療体制で新型コロナ患者の増加に対応することは根本的に無理なのだ。

そもそも現在の医療体制は平常時を基準に決められたものであり、病床や医療スタッフの数も新型コロナウイルスが流行する以前の実情に合わせて設定されている。しかも病床の稼働率は限りなく１００％に近づけることを目標とされてきたので、元々ギリギリのところで医療現場はやりくりしていたのが実情なのだ。

そしてこの病床数は病院長の裁量で増やすことはできず行政の認可が必要となるが、行政側の判断基準はあくまで過去の実績であり、先の必要性ではない。それどころか有事に備えて病床を空けておこうものならば、その病床は必要なしと判断されて数を減らされることにもなりかねない。病床や医療スタッフを臨機応変に増員することはできないように管理されているのが現実だ。

この病床数の上限が決まっているところを融通させながら新型コロナ患者に割り当てようとしても、感染者がちょっと増えただけでベッドは埋まり、医療スタッフは手が回らなくなる。そして急患や治療を必要としている癌・難病などの患者さんたちの受け入れが困難な状況、いわゆる医療崩壊に陥ってしまう。読者の皆様にはこの現実をぜひとも理解していただきたい。

ところが知事たちはそんなことはおかまいなしに、新型コロナ患者の増加に合わせて、さらに感染対策用にベッドを割り当てるように各病院に要請するだけで「ベッドを確保した」と言い放つ。しかし何度も言うが、天井知らずに急増する感染症を相手にそのやり方ではすぐに限界が来る。

その結果、医療崩壊を防ぐために時短営業や緊急事態宣言を繰り返しては、経済活動に大打撃を与えてしまったのだ。もし日本に敵対する国のスパイがこのような政策を画策し、日本の急所をわざと攻めているのであれば、それは敵ながらあっぱれと言うしかない。不遜きわまりない表現で申し訳ないが、それほど稚拙なコロナ対策なのだ、と私は言いたい。

日本を復活させるには、この急所となっている医療体制を改善することが必要不可欠であり、逆に言えば非常体制に応じた医療体制を確立すればすべてがうまく動き始める。そしてそれは決して困難なことではなく、その気になればできることなのだ。

3　日本医師会長を取り上げるマスメディア

これほどまでに世間の注目を集めた日本医師会長は初めてだろう。医師会がもっと閉鎖的で組織的だった昔、会長の権限は現在と比べ物にならないほどに強かったが、それでも一般の国民にはあまり知られていなかった。今の会長にしてもテレビの会見であのような発言をしなければ、週刊誌の餌食になることもなくもっと平穏だったに違いない。

発言の主旨は「医療崩壊が起こっているので、新型コロナ患者がこれ以上増えないように自粛を徹底して欲しい」というもので、医療従事者を思いやってのことだろうが、飲食店をターゲットにしたのはまずかった。庶民の苦労がわからない特権階級と思われたのだ。

世間の声は医師会員にも向けられ、コロナ患者を受け入れない民間病院が医療崩壊の原因であるかのように触れ回る人まで出現した。もちろんそれは言いがかりというものだが、会長の言動が医師会員の総意だと受け取られたからのことに違いない。

しかし医師会長が会員の医療活動を制約することもないし、私たちも盲従することはない。医師会が強力な政治圧力団体であるかのように誤解している人も多いようだが、それはたぶん幻想である。集票力は会員数に勝る看護協会にも及ばないだろう。

医師会というものは医師の互助組織みたいなものであるが、実務においても休日当番医や医師会病院の運営などによって地域医療にかなり貢献している。むしろ公的医療機関の穴を医師会員がカバーするケースも多い。

たとえば私の居住する地方都市では、10年以上前に県立病院の神経内科医が退職し、その後ずっと後任が来ていない。では脳梗塞の患者はどうなっているのか。実は県立病院の内科専門医ではなく、小規模の民間病院が輪番制を組んで受け入れているのだ。そこにも専門医が居るわけではないが、やむなく実情に対応していたのがもはや常態化している。10年以上が経過しても、公的機関はこの問題を解決していないのだ。

このような民間病院の働きもきちんと報道してもらえれば、ここまでのバッシングはなかっただろう。もちろん日本医師会長の発言が良かった訳ではない。もっと違う話をしてもらいたかったと思う。このように。

「私たち医師会としてもできる限りの努力はいたしております。しかし、医師会員のほとんどは無床ないし小規模の病院で働いており、それぞれの施設において日常診療と並行しながら新型コロナ患者の診療を行うことは困難です。そこでこの非常事態においては、国や各自治体の方で新型コロナ専用の施設を用意していただきたい。そして私の方からは全国の医療従事者に協力を呼びかけます」と熱く語りかければ支持されただろう。

その日本医師会長の考えは、7月19日の日本経済新聞に掲載されたインタビュー記事を読めばわかる。いろいろ丁寧に説明しているが、それはおかしいと思うところもある。

まずこの発言——

「『足りない』はちょっと違うと思う。敵は新興感染症だ。本当に手強い。ハンマー・アンド・ダンスで、ハンマーをどう使うかが重要だ。宣言は早めに、解除はゆっくり慎重に、が私の考えだ」

これは「東京都は4度目の緊急事態宣言にもかかわらず人の流れが止まらず、新規感染者が増えているが、政府・自治体・医療界に何が足りないのか」という質問に対してのものだが、的外れな受け答えだ。

質問へは、長過ぎる自粛によって経済的にも精神的にも限界が来ていること、緊急事態宣言を守ってもその先の見込みがないことに多くの人が気付き始めたこと、自粛を呼びかけながら自ら違反している政府・自治体・医療界の要人たちにあきれて、その要請に従う気が失せたことなどが主な要因であり、オリンピック開催をめぐる一連の騒動も拍車をかけたのは間違いない。足りなかったのは戦略であり、真摯な態度であり、民衆とはどのようなものかを理解する能力だった、と回答するべきだろう。

また「宣言は早めで解除はゆっくり」では、自粛期間が長くなり経済的ダメージも大きくなる。ハンマーを叩くならば、なるべく早くダンスができるタイミングであるべきだ。それにこのような言動は、日本医師会長がハンマーを叩くという誤解を生むことになる。

さらにこの発言――

「パンデミックを伴う感染症は何十年、もしかしたら100年に1度来るかどうかだ。専門知識をもつ医師・看護師を常に配備しておくのは難しい」

これでは危機管理能力を疑われてしまうのではないだろうか。エイズ、新型インフルエンザ、そして新型コロナウイルス、これらはここ40年の間に出現し、多くの命を奪っている。これからはもっといろんな感染症が次々と発生するだろう。温暖化、森林伐採、外来動物の繁殖、ウイルスの遺伝子操作など、その要因はいくらでもある。

今回のコロナ騒動で明白になった日本医療の弱点を解消すべく、人材育成にも力を入れるべきなのに真反対の見解だ。これでは医師会員の既得権を優先させていると揶揄されても仕方ない。もっとも医師会長本来の役割は医師会員を守ることにあるのだから、なるべく現状を維持できるように思考するのは当然なのかもしれない。

コロナ対策の責任はあくまで政府や行政にある。メディアは取り上げる対象を間違えないで欲しい。そしてどのような感情があるにしても、スキャンダルばかりを追いかける愚行はやめるべきだ。何の解決ももたらさない。

4　開業医の苦悩——緊急事態宣言は開業医のせいではない

日本医師会長の言動が影響したためか、医師会員の大半を占める開業医への風当たりが強いようだ。医療崩壊の責任はコロナ患者受け入れに非協力的な民間医療機関にあると心底思いこんでいる人も居て、ことあるごとにＳＮＳに書き込んでいる。しかしそれは見当違いというものだ。

開業医のほとんどは病床を持たない無床診療所であり、入院施設のある民間病院もこれまでの医療改正（改正なのか疑問だが）によって病床は削られてきている。しかも経営破綻を防ぐために一部を回復期や緩和医療に割り当てており、一般患者を入院させる病床を減らしている病院が多い。そうしたくなくても、そうしなければ経営できないのだ。

昔のように薬価差（請求できる薬代から薬の仕入れ価格を引いたもの）があった頃とは異なり、現在は病院の収入のほとんどが医療行為の保険点数によって決まる。この約束事は事細かく決められており、たとえば一般病棟を運営するためには、回復期病棟の場合よりもずっと多い正看護師が必要であるし、患者の入院が長引いて決められた日数を超過すると請求できる入院費が少なくなる。看護師不足の中、保険点数を基準にして病棟を運営すれば必然的に急病に対応できる病床は少なくなるのだ。ここに新型コロナ患者を受け入れることは、人的にも物理的にも無理なのである。

そもそも医療体制が逼迫しているのは、元々ギリギリだった既存の病床をコロナ患者に割り当てるような姑息な政策を続けるばかりで、いつまでも有事対応の医療体制を作ろうとしないからではないのか。それに元はと言えば、抵抗力の低下した重症疾患が入院している病院に、感染力の強い患者を収容すること自体が間違いの始まりだったのだ。

今回のような事態においては、速やかに感染者専用の施設を新設し医療スタッフを動員して対応しなければ、増加する感染者に対応できるはずがない。この点、初動の時点でコロナ専門病院を急造し、全国から医療スタッフを集めて対応した中国のやり方は正しい。ウイルス拡散の原因が中国にあったと思っている日本人は評価したがらないが、感染症流行への対応としては臨時的に別の病院を造ることが正しいのだ。

しかし日本はそうしなかったし、そうしようともしていない。その結果、新型コロナ患者が少し増えただけで医療崩壊の危機が訪れ、それを回避するために緊急事態宣言が繰り返されるのだ。

5　開業医はかなり無理もしている

開業医は楽をして金儲けをしていると本気で信じている人も少なくないようだ。しかしはっきり言って間違いだ。

確かに変な開業医も居るが、たいていは真面目に医療に取り組んでいる。変な医師は大学や公立の大病院にもたくさん居る。中にはほとんど働かない者やミスばかり起こす者も居て、その分を他の真面目な医師がカバーしている。無能な医師が開業するのはさすがに難しい。むしろ勤務医時代によく働いた医師が開業するケースの方が多いだろう。自分一代で開業したら、馬車馬のように働く人生が始まるのだから。

開業すると、勤務医時代には無関係で済んでいた仕事も増える。職場の健診や老人ホームの顧問医、種々の予防接種を依頼されることもある。

労働者に義務づけられる健診や予防接種などは、本来公的機関が行うべきものだと思うが、実際には開業医の仕事になっている。医療関係の学校では学生に麻疹や風疹、B型肝炎などのワクチン接種を義務づけているにも関わらず、自分たちの施設で接種することは滅多にない。個人個人が開業医を受診して、ワクチンを接種するのだ。もし何らかの事故が発生しても、接種を受けた個人と医師の間で解決しなければいけない。公的であるはずの責任も開業医は担っているのだ。

6　新型コロナ診療に協力するためには

もし新型コロナウイルスの扱いがインフルエンザ並みになれば、ほとんどの開業医があまり抵抗なくコロナ患者を診療できるのではないかと思う。なにしろ今のままでは制約が多いのだ。

新型コロナ患者を診療するには、発熱者と一般患者との導線を分けるか時間帯を変える必要がある。受付にはアクリル板を取り付け、検査をするときにはマスクだけでなく、フェイスガードや手袋、防護ガウンまで着用することが義務づけられる。そして届け出をした医療機関でのみ、コロナ抗原検査の保険請求が認められるのである。

その上、新型コロナ患者を診療したことによって濃厚接触者となれば、しばらく休診しなければいけない。そうなれば通院している患者さんに迷惑をかけるだけでなく、経営的にも大きな損失を被る。単純に休んだ日数分の減収だけではなく、風評被害による痛手も大きいのだ。

つまり今の条件のまま開業医が自分の施設で新型コロナ患者（疑いも含めて）を診療しようとすれば、手間だけではなく診療所・病院の運営にも相当のリスクを覚悟しなければいけない。これがインフルエンザと同じ扱いとなれば、全く負担が変わるだろう。

7　公的に用意した医療施設に出向する方がいい

私は自分のクリニックでは、新型コロナ疑いの少ない発熱は診るが、新型コロナ患者の診療には対応していない。もちろんインフルエンザと同等の扱いになれば何の問題もないが……。しかし、感染者が増加して指定の医療機関が手一杯になったときには、1人の医師としてできるだけのことはするつもりだ。

ただし、それには条件がある。それは診療施設を国や自治体が用意してくれることだ。そこに出向するのであれば普段の診療への影響は診療時間だけの要素となり、改装の必要も職員の負担もない。ただ自分の体力に応じて働けばいいだけだ。

おそらく多くの開業医のドクターは私と同じように考えているのではないだろうか。今回の新型コロナウイルスに限らず、社会情勢に大きく影響する感染症の大流行においては、私営の医療機関がバラバラの戦力で対応するのではなく、公的に用意した大規模な施設に戦力を集合させて対処することが鉄則なのだ。「医師や看護師が不足している状態で箱物だけ造っても無駄」などと語っていては何も進歩しない。リーダーとなる専門医の元、仕事に見合うだけの条件を提示すれば、医師会員の中からもかなりの医師が集まるはずだ。

8 「非常体制宣言」を発して別にベッドを増床する

緊急事態宣言下に発した、活動自粛・休業要請の解除が延び延びになった要因としては、感染者の増加による医療崩壊が懸念されたことが大きい。医師会長をはじめ医療関係者は今でも活動自粛を訴え続けており、医療崩壊の懸念を払拭しない限り経済活動を継続することは困難だ。

では、経済活動によって感染者が増加しても医療を崩壊させないためにはどうすればいいのだろうか。それを考えるために、新型コロナウイルス発生当初からの対応がもたらした事態を今一度振り返ってみたい。

①無症状の者も含めて、新型コロナ感染者をまずは病院内に隔離した。
②感染者用のベッドを確保するため、一般診療用のベッドが減らされた。
③感染者のいる病院へ行くことを怖がり、診療件数が極端に減少した。
④結果的に病院の収入は大きく減少した。そしてほとんどの医療機関には一時的な赤字を乗り切るだけの財力もない（これは、これまでに厚生労働省が進めて来た医療改正？が生んだ結果でもある）。そして経営が苦しくなった病院では、危険と隣り合わせで働いた挙げ句、ボーナスが支給されないばかりか給与もカットされたスタッフが失望し、何人も辞職する事態となった。

⑤無症状のコロナ感染者まで病院に集めたことが院内感染を誘発し、医療スタッフの欠員や医療機関閉鎖をもたらしたため、さらに医療資源が困窮するはめになった。そもそも病院とは体力の低下した患者がいる場所であり、最も衛生的でなければならない。コロナウイルスのように感染力が強い病原体に感染した者を病院内に隔離することは、本来は極力避けなければいけない。

これらの事実から導かれる答は明らかで、通常の診療を犠牲にすることなく、新型コロナウイルス感染者に対応するためには、常時の医療体制と全く別の「非常体制」をとることが肝要だということだ。

感染症が急に大流行したところで平常の患者がその分減る訳ではない。あくまで患者数は平常時にプラスされるのだから、その分を新たに増床しなければうまく対応できるはずはない。このあまりにも明確な現実を無視して、既存の施設とスタッフだけで対応させながら、現場に無理を強いているのが現在の医療体制である。

人口あたりの病床数には規定があり、新たに増床することには反発があるかもしれない。

実際、これまで厚生労働省は病床数を減らし続けてきているのだ。しかしこの方策が、一時的に病床数を増やすことの障壁となってはいけない。こと有事に至っても平時の規定に縛られては自滅してしまう。

また効率の面から考えても、感染症専属の施設に物的・人的両方の医療資源を集約した方が、それぞれの医療機関ごとに病床や設備、そして職員を配属するよりも有利なはずだ。「10人のコロナ患者を1人の医師と10人の看護師で治療するように」と提案したら、誰もが「とんでもない」「医師は休まずに働くのか」「この人数では勤務表が組めない」などと答えるだろう。実際、無理である。

ならば「100人のコロナ患者を10人の医師と100人の看護師で治療する」のはどうだろうか？　たぶん「それなら大丈夫」「かなり余裕があるかも」と思われるはずだ。医療スタッフは各病院からの数名派遣と、医師会の協力や一般公募によって十分確保できる。そして各地の臨時医療施設が情報を共有し、臨床試験にも参加すれば治療レベルも向上する。

ここは一念発起して「非常体制宣言」という号砲を放ち、感染専門医療施設を増設するのが為政者の責務であり、経済再生への近道ではないだろうか。

9　移動可能なコンテナユニットとして規格化する

感染者用の入院・入所施設を新たに確保する手段としては、売却を希望している病院や廃校となった校舎、空き家などを改装することが、短い工期と少ない費用で済ませる選択肢として挙げられる。

そしてさらに、必要時に必要な場所に簡単に仮設できるものがあれば理想的だ。具体的には、一部屋ごとに移動可能なコンテナ形式の病床や感染者隔離スペースを作り、ユニット化することを提案したい。医療スタッフの居住スペースも同様に確保すれば、看護師が自家用車の中で寝泊まりするような気の毒な事態も解決するだろう。

このユニット形式の病床であれば、公園などの公用地をすぐに利用することができるし、帰国・入国感染者の隔離対策として、港や空港周辺の空き地に仮設することも容易なはずだ。もし適当な土地が見つからなくても、一時的に公道を封鎖して利用することも可能だ。

無床状・軽症者と重症者においては必要なスペースは多少異なるので、ユニットの大きさは2～3種類必要となるかもしれないが、このユニットに水道・電気・空調・排水の接続口、そして酸素の供給口などを統一して規格化することで、迅速かつ臨機応変な医療体制が可能となる。感染症が収束したら解体・収納して、また必要なときに組み立てるのだ。

10　費用対効果に優れ、国内企業の活性化にもつながる

このユニット形式の設備であれば、1ベッドあたりの費用もずっと安価となるはずだ。例えば1000床の病院を新設すれば、常識的に数百億円の経費が必要となるが、ユニット形式だと1個あたりに数百万円が必要だとしても、1000人分で数十億円に納まる計算になる。

またこのユニットの設計・施行には、たとえば日本の住宅メーカーの技術やコンテナハウスメーカーの経験が活かされるはずだ。そして電気の供給には電気自動車やハイブリッド車の技術力が役に立つだろう。これらを官民団結して製品化すれば、外国への輸出も可

能となり、経済再生の一環となるのではないだろうか。諸外国に先駆けて、日本の技術力を示して欲しいものだ。

11　感染症専門チームを結成する

今回の新型コロナウイルスのように新たな感染症が流行した場合、各医療機関においてバラバラのチームで診療するよりも、感染者だけを集めた施設において専門のチームが対応する方が効率的で治療成績も向上する。

なぜならばウイルスの最新情報や、全国的な患者の情報を収集・共有する上で有利であり、医療従事者の意識・技能も一定の高水準に保つことができるからだ。この感染症専門病院は、経営状況を問われない公的な機関でなければいけない。

専門チームのメンバーは、まずリーダーとなる数名の医師や看護師を既存の病院から派遣してもらい、残りの医師、看護師、技師、事務員、看護助手、清掃職員、雑務係などは公募して集め、感染症の知識と予防対策の講習を徹底して行った上で業務に就いてもらう。

公募しても集まらないのではないかという意見もあるかもしれないが、十分な危険手当を保証して協力を訴えれば、今こそ自分の出番と奮い立ち行動を起こす人は多くいるはずだ。被災地にあれほどのボランティアが集合するのだから、きっと専門チームを作ることもできる。

12 旗印があってこそ兵士は集まり軍勢となる　医療スタッフも同じだ

感染症専用の施設とスタッフでコロナ患者に対応する。スタッフは全国に広く公募して人材を集める。各都道府県に設置し、すべての情報をお互いに開示・集約する。診断・治療方針の意思統一を計り、施設ごとのバラツキをなくす。治験も大規模で行う。

必要なスタッフ

医　師　専属の指導医　派遣された臨床医　研修医　医師会からの協力医
看護師　専門看護師　派遣された看護師　一般募集からの看護師

技　師　　臨床検査技師・レントゲン技師・医療機器担当技師
看護助手　患者の看護・介護を援助する看護助手の存在は大きい
清掃係　　感染予防を徹底するためにも必要な人材
事務員　　通常の事務員に加え診療補助を行う事務員も募集する
　　　　　事務員が医師の口述によって診療録を同時入力・転送してくれれば、医師
　　　　　は防護服や手袋をずっと着用したまま感染ゾーン内での診療に専念できる
運転手　　感染患者の搬送には施設専用の救急車を使用する

13　専門委員会の中に「臨床医会議」を設ける

新型コロナウイルス対策の舵取りの一角を「専門家」と呼ばれる先生たちがずっと担ってきた。きっと非常に立派な業績があって、白羽の矢が立ったのだろう。

しかし、基本的に感染症や疫学の専門家が日夜患者の診療に明け暮れることはない。実際に感染症患者の生死に携わりながら、身体を張っているのは各科の臨床医なのだ。肺炎

は呼吸器科、脳炎や髄膜炎は神経内科といったように。特に重症の感染症に多く遭遇しているのは、白血病や骨髄移植患者を受け持つ血液科の医師に違いない。

よって、**感染症の治療方針を検討する上では臨床一筋の医師の見解が必要不可欠なはずである。それもバリバリの現役医師が適任だ。**その人員がこれまでの「専門家」のメンバーの中には居なかったのは何故なのか、全く理解不能だ。

テレビに映る顔ぶれは代わり映えしないようで、既に1年数ヶ月経過しても感染予防対策の一点張りで、新型コロナウイルス感染者や感染疑い患者に対する治療指針は示されていない。現場の医師が望むことは、経験豊富なドクターによってコロナ患者の診療をどのように行うべきかを示してもらうことだ。

14　危険な任務・剖検チームが必要

真実に近づく最後の診断は剖検によって行われる。新型コロナウイルスの感染者がなぜ死亡したのか？　もちろん多くは呼吸不全が進行した訳だが、ウイルスそのものが肺の中に拡がった結果なのか、それとも他の病原体（細菌や真菌など）の合併感染が致命的となったのか？　そして見落とされていた病態はなかったのか？　その全容を解明することはその後の治療方針を考える上で非常に大切だった。

しかし新型コロナウイルス感染死亡者の場合、そのまま即座に火葬されてしまい、剖検が行われることはなかった。感染予防の立場を優先させれば当然だが、それでは事実を掴むことは困難となる。

そこでやはり病態解明のためには、病理医などによる剖検チームをつくる必要がある。もちろん危険は高いが、警察にも爆弾処理班があるように、医療の世界にも危険な仕事を受け持つ特殊なチームが必要なのだ。もちろんその技能と献身に対しては、高い評価と報酬を与えてもらうことが大前提である。

15　日本における新型コロナウイルスの扱いを再考する

新型コロナウイルスのワクチン接種が進み、さらに治療薬が開発されたとしても、それで全てが解決する訳ではない。次の事実を直視すべきである。

予防接種が行われ何種類もの抗インフルエンザ薬が存在するにもかかわらず、毎年3000人前後の日本人が季節性インフルエンザで死亡してきた。命は助かったものの、脳炎などの後遺症に苦しんでいる人もたくさんいるが、マスメディアが取り上げないからあまり怖がられていないだけの話だ。

しかしインフルエンザがオーバーシュートしても、活動自粛の要請が出ることはないし、学級閉鎖になることはあっても一斉休校になることはなかった。もっと言えば、つい30年程前まではインフルエンザの診断キットはなく、あくまで臨床症状と発症状況からインフルエンザと診断していた。そしてタミフルなどの抗インフルエンザ薬もなかったのだ。だから現在とは比較できない程の死亡者が出ていたはずである。

しかし、どのような大流行期にもインフルエンザによって経済活動がストップすることは過去にはなかったのだ。それどころか、そのような時代に日本は高度経済発展を遂げている。

私が強く訴えたいのは、たとえワクチンや治療薬ができたとしても新型コロナウイルスは季節性インフルエンザ並みに流行し、死者も出す可能性があるということだ。このような現実を踏まえた上で、新型コロナウイルスの危険性がこれからも国を挙げての活動自粛に相当するものなのか、否か？　改めて検討する時期に来ているのではないだろうか。

ただし新型コロナウイルスの扱いが季節性インフルエンザ並みになったとしても、中等症～重症者は入院管理が必要である。取り扱いがどのようになろうと、専用の施設が必要なことに変わりはないのだ。

第V章　オリンピック

1　オリンピック開催の是非をめぐって

この本が出版されるのは、東京オリンピックが終わってしばらく経った頃だろう。そして、そのときにどのような事態になっているのかは予想できない。なにしろ新型コロナウイルス発生後、海外への行き来は極力制限されており、全世界の国々から多くの人々が同時期に一カ所に集まって交わることは皆無であったのだ。

そのような現状にもかかわらず開催するオリンピックに対して、否定的な意見が多数を占めたのは当然のこと。もし、日本のコロナ政策がブラジルのように経済優先であったならば、あるいはそこまで極端でなくてもこれほどまでに国民に活動自粛を強いていなければ、ここまでの反発はなかったのではないだろうか。

国民の怒りは、オリンピックによってウイルスが拡散される恐怖よりもむしろそのことによって「緊急事態宣言」が延々と繰り返され、もっと生活が追い込まれることにある。

インターネット上には、オリンピック代表選手に辞退を迫る書き込みさえあり、物議をかもした。もちろんオリンピックの開催についてスポーツ選手には何ら責任はなく、無理な言いがかりに過ぎないが、度重なる緊急事態宣言によってギリギリのところまで追い込まれた人たちの立場になれば、オリンピック出場を喜ぶ選手たちを応援する気になれないだろうし、もし社会情勢への理解があるならばオリンピック中止に賛同してもらいたいと考えるのも無理はない。

元々はお祭り好きの日本人の多くがオリンピック中止を唱えた背景は、締め付けすぎた政策の裏返しでもある。

オリンピックによって新型コロナ感染者が急増する可能性は高い。しかも変異ウイルスのデパートとなることさえ危惧される。「安全安心」を公約にしたところでウイルスには通じない。公約に耳を傾けるのは大衆だけだ。そしてしばしば裏切られる。問われるべきは安全を確保する具体的な手段であり、そんなものはとっくに決めて何度も予行演習しておかなければいけなかった。

また世界各国の選手や関係者、報道陣、オリンピック委員などの入国に備え、本来ならば検疫の強化とともに、空港近辺の敷地内に一時入所施設を仮設しておくべきであったが全くやっていない。

そして驚くことに宿泊先の自治体と保健所に感染対策業務を丸投げしているではないか。通常の業務分担が基準となっているらしいが、保健所の対象は住民のはずだ。しかも年々保健所の規模を縮小して来ている。そこに他国からの見知らぬ入国者の管理を押し付けるとは何事なのか。コロナ騒動によってすでに疲労困憊している保健所の職員が、さらに消耗することになる。

入国者の管理はあくまで空港検疫の業務であるはずだ。もしキャパシティーを超えているならば、もっと増員し体制強化を行った上でオリンピックに備えてこそ「安全」なのではないか。そのことを現場が忠言しても聞き入れられなかったのか、それとも忠言もしていないのか。少なくても適切な判断とは思えない。

このこと1つとっても、現場を仕切るまともなブレーンが居ないままに本番を迎えるのではないかと国民が不安になるのは当たり前のことだ。

リスクマネージメントに関わる者にとって「安全」は大切だが「安心」は油断につながる敵である。だから「安全」の根拠をきちんと説明することもなく「安心」を押し付けてきたオリンピック関係者の姿に、国民の大半は心底ガッカリしているのだ。そのことになぜあの人たちは気付かないのか、つくづく不思議である。

一見頭が良さそうに見える評論家の中にも、あきれた理屈を述べる人たちがいるのは非常に残念だ。代表的なのは「テニスやゴルフの世界大会はやっているではないか」とか「オリンピックには反対するくせにプロ野球や甲子園はいいのか？」など。しかしそれらは詭弁と言うものだ。

ウインブルドンやマスターズなどは世界規模の大会だが、出場資格を持つ選手は限られている。プロ野球や甲子園によって、国外からウイルスが持ち込まれることはない。参加国、選手、関係者のどれをとっても、他のスポーツイベントとは到底比較にならない超大規模の国際交流イベント、それがオリンピックではないか。

彼らがそんなに無知なはずはないから、わかっていながらいろいろと忖度して屁理屈をこねているのだとは推察する。そうだとすれば、国民のインテリジェンスはその詭弁を受け入れる程度だとなめている。本当はほとんどの人が黙っているだけだとも知らずに。

政治に関わる者も報道番組に顔を出す者も、自分の言葉の影響をもっとしっかり認識しなければいけない。軽い気持ちで口にした一言が悪い事態のきっかけとなるかもしれない。しかし今時の政治家やコメンテーターに、腹を切る覚悟で意見を述べる人はいないだろう。そしてまるで認知症になったかのように自分の言動をきれいさっぱり記憶から消し去り、なんの責任もとらないまま、また思いつきの持論を語り始めるのだ。

それはさすがに言い過ぎだと思われるならば、(これは先にも一度述べたが)昨年の春過ぎに9月入学の議論が盛り上がったことを思い出してもらいたい。

実際は9月になっても新型コロナウイルスが収束することはなく、この話題はいつの間にか消滅した。要するに9月入学には何の根拠も無かったのである。このときうるさいまでに9月入学を主張した政治家やコメンテーターが誰であったか覚えているだろうか。「今が絶好の機会」とまで言い切った知事もいる。あの人たちの1人として「自分の考えが甘かった」「世の中を騒がせて申し訳ない」と自分の見込み違いを認めただろうか。

私は台風被害の多い時期に卒業・入学という最重要な学校行事を行う事には絶対反対だったので、そのときの空気をよく覚えている。4月入学のままを主張する出演者たちは、時代に逆行する抵抗勢力のように扱われていたものだ。

オリンピックが始まると、やはりみんな一生懸命に応援する。そして我がことのように喜び、悔しがる。どんなスポーツも面白いし、全力を尽くす選手の姿に感動する。オリンピック開催に賛成だったか、反対だったのかは関係ない。よほどひねくれていなければ、それが当たり前の感情だ。しばらくはこの興奮にすべてが隠される。しかしウイルスには通じない。問題はその後の備えができているのかどうかだが、全くできていない。

医者は医療ミスをしたら責任を負わされるが、政治や報道のミスはそうならない。今度のオリンピックの責任もきっとあやふやになるだろう。オリンピックに限らず、自分自身が責任をとらない者は物事の決定に関わってはいけないのだが、日本のマスコミは政治判断や報道ミスへの追求が甘い。そしてスキャンダルだけが引責辞任のきっかけとなる。

第Ⅵ章　コロナワクチン

ワクチン肯定派の私が警告する
このワクチンは何のためらいもなく人に勧められるものではない
一人一人が本当によく考えて自分の意志で決めなければいけない

1　ワクチン情報の不足・偏向

令和3年6月の時点、全国で新型コロナワクチンの接種が進められている。海外に比べてワクチン接種が遅れていたことを「ワクチン後進国」などと揶揄されたことへの反発やオリンピック開催の必要条件であることもあって、ここに来てどんどん加速している。

今や世間はワクチン狂想曲の様相を呈しており、高齢者接種の予約センターは一時パンク状態となった。主治医への問い合わせに「あなたはリスクが大きいから、接種しない方がいいだろう」と主治医が答えた患者さんの中には、この世の終わりとばかりにガッカリする人もいる。しかし、こういう時こそちょっと落ち着いて行動しなければいけない。

テレビの報道番組を見ていると、慣れない扱いによってワクチンが無駄になったことや、あるいはどこかの市長が抜け駆けして先に射ったなどを問題視しているものの、このワクチンの危険性についてはほとんど報道されていない。しかしワクチン接種はあくまで個人の意志に基づくものであり、ワクチン接種の安全性が最も大切な情報であるはずだ。あなたがワクチン接種を希望するのか、それとも辞退するのかは自分自身で決めなければいけない。そのために必要な情報を自分で集めて冷静に判断する必要がある。

2　ワクチン接種の意義

ワクチン接種の主たる意義は2つある。

1つ目は個人免疫。

ワクチンを接種することによって免疫を獲得し、感染時の発症や重症化を防ぐことである。ワクチンを射てば感染しないと勘違いしている人も多いが、ワクチンの効果はあくまで発症・重症化の予防であり、感染予防ではない。マスクやうがい、手洗いなどの予防対策が大切なことに変わりはない。ここのところを正しく伝えず、むしろ勘違いをマスコミが助長していることは問題だ。

つい先日も「コロナワクチンを2回接種したにもかかわらず、PCR検査陽性だったことが判明しました」などと、さも意外と言わんばかりに報道するニュースキャスターが居たが、何ら不思議なことではない。ワクチン接種の有無に関わらず、ウイルスは平等に接触してくる。

またアメリカでワクチン接種が進み、接種後の人々がマスクなしで行動している光景を紹介する報道もある。こんなのを見せられたら、ワクチンを射てばもう何をしても大丈夫と思い込むのも無理はない。しかし現実は違う。繰り返すが、個人にとってワクチンの効果はあくまで発症・重症化の予防以外の何ものでもない。ワクチンを注射した後でもウイルスには感染する。

2つ目は集団免疫。

ワクチン本来の意義はこちらにあるとも言える。

流行性感染症の場合、6～7割の人が免疫を獲得すると収束に向かい、残り3～4割の非接種者も発症を免れるとされている。だからこそ政府は、早急にワクチン接種を進めることが新型コロナ感染の収束、そして経済活動再開の切り札と考えているのだろう。

ただしワクチンによる集団免疫を期待するのであれば、不足しているワクチンを全国に散撒くのではなく、東京・大阪のような流行地に集中させて一気呵成に接種する方が効果的である。

私の住んでいるような地方都市では、まだクラスターによる発生が多くを占めており、流行地からの帰省者などが起点となる傾向がある。だから、全国の流行を抑制するにはまず都会を押さえることが肝要なのだ。そして流行地を対象にしてからこそ、ワクチンの効果判定も正しく行えるはずだ。

3　コロナワクチン接種の問題点

最初に一言、私はワクチン否定派ではない。むしろ否定派の否定派だ。

このことは前作『ドクターＧ（じい）の教訓番外編　コロナ騒動』（二〇二〇年）にも書いてあるし、開業して以来20年以上、インフルエンザワクチンは毎年多くの人に射っている。昨季は約３０００人に接種した。注射は看護師ではなく私が行う。私の方が慣れているし、副反応などへの応対もやりやすいからだ。

１日に３００人注射したこともある。このときはクリニック周辺の道路が大渋滞となって、パトカーが来た。自分で言うのは気が引けるが、日常診療を行いながら1人の医師がこなした実績としては常識を超えていると思う。

その私が新型コロナワクチンの注射は引き受けなかった。理由はいくつかある。

❶今回のように公的要素が高く、しかも未知のワクチンを取り扱う場合、自治体が接種会場を設置して、専属のスタッフを配置して行う方がいい。ワクチンの予約、扱い、情報を集中管理でき、ミスも少なくなる。ワクチンが1アンプル6人分であることを考えても、会場を集約することですべてに無駄がなくなる。医師会の呼びかけによって普段はワクチンを注射することのない医師までも、自分の医療機関で自前のスタッフを使って対応するのは非効率的で、間違いも起こりやすい。

❷もし私が自分のクリニックにおいてコロナワクチン接種を行うとしても、提示されたやり方ではやりたくない。いちいち予約を確認して、時間を決めて、予定通り来ないときにはこちらから連絡して、キャンセルの分も管理する。こんなことをしていては仕事にな

らない。私が多くの人にインフルエンザワクチンを接種できるのは、予約なしで来院した順に次々と注射しているからだ。それぞれの医療機関において予約管理を行うやり方は非効率的だと思う。

❸このワクチンは大丈夫なのか？　これが私の最初の感想だ。なにぶんこれまでにない新しい製法のワクチンである。しかも社会的事情に押し出されるように異例の早さで認可された。安全性が十分に証明されたと言えるはずもないものを、安全だと言い切っている。こんなときはたぶん危ないことが起こる。私は薬品の専門家ではないが、医療の現場でいろんな修羅場を経験しているうちに勘もよく当たるようになった。安全性を確認して開発されたにも関わらず、副作用のため発売中止となった薬剤はいくつもある。**新薬を頭から信用し切ってはいけない**のだ。だから自分にとっては異例のことだが、ワクチン接種協力施設の届け出はしなかった。今考えても、この判断は正しかったと思う。

できない。

4　ワクチンは切り札となるのか

新型コロナワクチンが本当に日本の救世主となり得るのかどうか、私は確信することができない。

まず、一時の欧米諸国のように毎日多数の死者が出る程の大流行であれば、ワクチンの集団免疫効果によって事態は一変するだろうが、元々感染者（正確にはＰＣＲ陽性者）が１万人に１人程度と少ない日本において集団免疫の理屈が通用するのだろうか。

また、次々と出現する変異株に対して今のワクチンがどれほど効くのかわからない。日本国内でも新型コロナウイルスの変異株が出現したことが騒がれているが、元々ウイルスは環境に適応して変異し続けながら繁殖している。擬人的な表現をすれば、従来型の姿では将来の見込みがなくなるとウイルスが判断すると、その環境にも適応できるように自ら変化していくのだ。

現在使用中のワクチンに抵抗するウイルスが出現すれば、また新しいワクチンを開発しなければならないが、おそらくはウイルスが変異するスピードには着いていけないだろう。このような事態になれば、恒常的な集団免疫は期待できない。ウイルスはこちらが思っている以上にしたたかで賢いのだ。

5　ウイルスは賢く生き延びる

ウイルスの賢さを理解してもらえる1つの例として、成人型T細胞性白血病・リンパ腫の原因ウイルスであるＨＴＬＶ－１を紹介したい。

このウイルスは血液中のTリンパ球に感染し、リンパ球の遺伝子の中に自分の遺伝子を挿入させる。その結果正常の構造と異なる遺伝子配列になってしまったリンパ球がやがて腫瘍化する。このウイルスの感染から発病までの潜伏期間は数十年と長く、大半の患者は中年以上である。ヒトからヒトへ血液を介して伝染するが、輸血やセックスによる成人間の感染から発病することは例外的で、多くを占めるのは母子感染、特に母乳感染によるものである。

さてここでウイルスの立場になって考えていただきたい。

ウイルスにとって人体は生活の場であり、伝染は勢力を拡大するための手段である。このＨＴＬＶ－１というウイルスは飛沫によって伝染することはできない。成人男性から成人女性へはセックスによって伝染し、成人女性から子どもたちへ母乳によって伝染する。そしてこの期間はただひたすらリンパ球の中でおとなしくしていて、感染している宿主（人間）を生き続けさせる。

一旦、ウイルスの活動が活発になると宿主であるヒトが死んでしまいウイルスも居場所を失うのだが、活動し始めるのは宿主が年を取り、他の個体に伝染させる能力がなくなる（盛んな性生活や出産をしなくなる）頃だ。しかも発症率は低く、ほとんどの場合はヒトの寿命を縮めるようなことはしない。

ウイルスに人間のような知能などないと決めつけている人も居るかもしれないが、生活環境を破壊し続けて危機に陥っている人類よりもよほど賢いのではないだろうか。

なお、このＨＴＬＶ－１ウイルスに関しては、抗体陽性者からの献血は使用せず、母乳を与えないように指導するなどの感染対策が徹底しており、発病した場合でも治療法の発達によって助かることも多くなっている。

このウイルスに限らず、病原体というものは賢く生き延びるのだ。

6　ワクチンを射てば街の景色は変わるのか

テレビの報道番組で「ワクチン接種によって街の景色が変わった」というようなタイトルを見かけた。最初は何のことかわからなかったが、紹介された映像はワクチン接種が進んでいる外国（アメリカ？）で、マスクを外した人々が街に出ている様子を映したものだった。伝えたいことは「日本でもこれからワクチン接種が進めば、あなたたちもこのように解放されますよ」というメッセージなのだろう。

自粛生活に疲れ切った国民を勇気づける目的なのか、ワクチン接種を啓蒙することが目的なのかはわからない。しかし、街の景色は本当に変わるのだろうか？　私は疑問を抱かざるを得ない。

わかりやすいように2人の人物を例に挙げて説明したい。

1人目は60代のAさん。ワクチンの接種を終了した。その効果が期待通りであれば、新型コロナウイルスがAさんの体内に入ったとしても無症状で終わる可能性が高くなり、もし発症した場合でも重症化する確率が減る。しかしウイルスが体内に入る確率が少なくなっている訳ではない。もし感染しても、そうとは知らないままに普段通り行動するだろう。

2人目は20代のBさん。まだワクチン接種は済んでいないが、元々感染してもほとんどは無症状であるはずの若者だ。

ここで読者の皆様に考えていただきたいことは、AさんはBさんとほぼ同じ立場になったということだ。すなわち、自分たちはほとんど発症しないにも関わらず、気付かないままにウイルスを媒介すると専門家たちに指摘され、高齢者の発病・重症化の根源のように知事やマスメディアから口撃されてきた若者たち。そして自分たちのためというよりも、高齢者のために犠牲的な生活を余儀なくされて来た若年世代とAさんが同等に扱われなければ、これまでの対策に矛盾するのは明らかである。

であれば、ワクチンを射ったからマスクは外してOKとはならないはずだ。

7　コロナワクチンの危険性と若年者に接種の意義は

私が1回目のワクチンを接種した後の時点（5月末）の報告では、ファイザー製のコロナワクチン接種から10日前後までのタイミングで少なくとも85人の死亡が報告されていた。因果関係は不明とされているが、毎年恒例のインフルエンザワクチンではこのような事態は起こっていない。やはり何らかの関係があると考えておいた方がいい。全く新しいワクチンなので危険はあると思っていたが、これは想定以上の数字である。

そこで思い立ち、自分自身にとってコロナワクチンの危険度がどれほどのものか、簡単に試算してみた。すると驚くことに、ワクチン接種後に死ぬリスクがコロナ死のリスクを大きく上回ることがわかったのだ。その試算の内容を記す。

5月26日の報告では、ワクチン接種者約6００万人の内、接種後に85人が死亡している。これに対し、私が住んでいる宮崎県の新型コロナ関連死はそれまで約15カ月の累計で25人である。

宮崎県の人口は約１００万人なので、６００万人あたりならば１５０人となり、85人よりは多いが大した差ではない。しかもコロナ関連死の過半数は80才以上の高齢者であり、60代以下は全体の20％以下とされているので、コロナ死のリスクは６００万人中30人以下となる。つまりワクチン接種後に死ぬ確率は、コロナ死の3倍ほど高いということだ。

それに感染リスクは自らの行いで減らすことが可能だが、ワクチンを射てば新型コロナの遺伝子は１００％体内に入り込む。その後のことは運任せ、できるのは神頼みだけである。この時点で私は2回目のワクチン接種をキャンセルした。

また、この原稿を書いている6月末の時点では、１回目のワクチン接種が終わった人は２７１７万５４８９人（6月27日）。ワクチン接種後数日で死亡した人は6月23日の報告で３５５人となっている。４日間のずれがありさらに増加しているはずだが、とりあえずこの2つの数字から割り出すと、接種者1万人あたり約０・13人が死亡している。少ないと感じるかもしれないが、東京都の人口約１４００万に換算すると１８２人だ。この数値を微々たるものと言い切れるだろうか。

次に新型コロナ感染による死亡率と比較してみよう。

6月29日のデータでは、東京都の累計感染者は17万3220人で、そのうち2231人が死亡している。この数値から割り出される感染後の死亡率は1万人あたり約129人となる。この数字を根拠に「コロナ感染による死亡率の方がずっと高いから、絶対にワクチンを接種するべきだ」とメディアを使って主張する医師がいるようだが、正しく比較するには感染確率を計算に入れなければいけない。

ワクチンの効果がどれくらい有効なのかはまだわからないが1年ごとに接種すると仮定して、東京都の1年間感染者数は約12万人。これを人口1400万人で割ると、129×120000÷14000000＝1・105となり、1万人あたり約1・1人である。

これはワクチン接種後に死亡した人数の約8・5倍、なんと10倍以下なのだ。逆に見れば新型コロナ感染死の12％近くの確率で、ワクチン接種後にピンピン元気だった人が死んでいることになる。ただしこれは発表された数字を比較したものであり、実際の差はもっと少ないはずだ。

その理由はPCR陽性であればどのような事例もコロナ関連死と報告されるのに対し、ワクチン接種後死亡の何割か（もっと多いかもしれない）は報告されていないからだ。そしてコロナ関連死の大半は衰弱した高齢者である。

個人免疫の見地から見れば、他のワクチンとは比較にならない程のリスクをよく理解した上で接種の是非を決めなければいけない。このような数字を見れば、未成年者にまで接種を急ぐことの危険さがよくわかるはずだ。

これらの事実も踏まえた上で、それでも集団免疫のためにワクチン接種を推奨するのであれば、その責任者は危険性をきちんと説明した上で、国民の協力を求めるのが正しい姿勢だ。

しかし実際はどうだろう。メディアもワクチンワクチンと騒ぎ立て、担当大臣もワクチン接種の効果ばかり口にしている。挙げ句の果てには芸人に一役買わせて煽動している始末だ。実際にかなりの人が死んでも、ろくに調査もせずに因果関係不明とする。もし裁判になってもワクチン接種との因果関係を遺族が明らかにするのは非常に困難であり、実際に4000万円の補償がされたという報告はない。

不遜な言い方で申し訳ないが、本気で補償する気があれば高齢者のワクチン死亡にも4000万円という高額を提示するはずがない。年齢によって補償額が異なるのが当たり前だ。国民がバカにされているようで悲しい気分になってしまう。

最後に強調したい。

「ワクチンとの因果関係は確認されない」という判断そのものが成り立つはずがない。なぜならば「因果関係があるのはこのようなとき」という基準が存在しないからだ。これだけ死亡事例の情報が揃ってきたというのに、一応の判断基準を設定しようとする動きもない。これでは採点基準の決まっていない競技と同じではないか。本当にくだらない。医師としての探究心が欠落した専門家が要職に居る限り、この状況は変わらないだろう。

8　ワクチン頼みに未来はない

菅総理は「ワクチンを切り札として新型コロナ対策を進める」と公言し、周囲の大臣もそれに呼応している。そしてワクチン以外の策を打ち出す様子もない。ワクチンが全てを救うと本気で信じているのであれば、きっと専門家も太鼓判を押しているのだろう。それとも神頼みのようにワクチンに賭けているのだろうか。しかしワクチン一択の政策では明るい未来はやって来ない。

その理由はいくつかある。

①ワクチンの本当の有効率はまだわからない

ファイザー製ワクチンの有効性が95％と言われているが、その数字がいったいどのように導きだされたものなのか、あまりよくわからない人も多いのではないだろうか。

報道されたところによると、試験に参加した人のうち約1万8000人にはワクチンを、そして別の約1万8000人にはプラセボ（偽薬）を注射して比較したところ、ワクチンを注射した集団からは8人、プラセボを注射した集団からは162人が新型コロナを発症した。つまりワクチンを注射したことによって発症者は5％の数に減少したことになり、有効率は95％と判定されたのである。

ただしこの数値が恒常的なものなのかはわからない。これはあくまで試験を行った条件での数字で、たとえばそこら中に発症者がいる状況や逆にほとんど流行していないときでも同じ比率の差が出るのか否かは証明されていないし、接種後どれくらいの時期までを保証できるのかもはっきりしない。実際の有効率はこれから1年以上かけて、ワクチン接種者とワクチン非接種者との間に新型コロナ発症率の差がどれくらいあるのかを確認して初めて判明する。

仮定の話だが、日本人の接種対象約1億1000万人の内、7000万人がワクチンを接種したとすると非接種者は4000万人である。これらの数字に試験データの数値を適合させると、非接種者からの発症が36万人（162÷1万8000×4000万）に対し、ワクチン接種者の発症が3万1111人（8÷1万8000×7000万）のときに有効率が95％になるのだ。

ほとんどの医師は、正直なところワクチンの有効率が95％ということは異例のことだと感じているのではないだろうか。インフルエンザワクチンがよく比較されるが、その有効率は60％程度とされている。私の診療体験からもこんなものだと思う。では、このインフルエンザワクチンの有効率はどのように算出されるのだろうか？　ファイザー社の実験と同じようにワクチン群と偽薬群に分けて比較するのであろうか？　まさか！

現実社会においてワクチンを接種した人の発症率とワクチンを接種していない人の発症

率を比較するのである。その結果が60％前後の有効率におさまっているのだ。インフルエンザの場合は季節性に流行して一時期にかなりの人が発症するので、かなり正確な数字が出る。一方、コロナワクチンの有効率はまだあてにならない。もともと低い発症率で少ない患者数のものを短期間で比較しているからだ。95％の有効率はあくまで社内データであり、本当の数字はこれから明らかになるだろう。

抗体価の高さを根拠にワクチンの有効性を強調する人も多いが、免疫力は抗体価だけで決まるものではない。免疫系の機能が正常に保たれていなければ、ウイルスとの戦いには勝てないのである。いろんな病気やストレスなどによって、免疫力はあっけなく破綻するものなのだ。現実的にはコロナワクチンの効果もインフルエンザワクチン並みに落ち着くのではないかと私は見ている。

②変異株への有効性に疑問

新型コロナウイルスはすごいスピードで変異し続けている。この先も次から次に変異株は出現するだろう。海外から持ち込まれるだけではなく、国内においてもウイルスは変異する。この変異したウイルスに対しても現在のワクチンが効果を示すかは疑問だ。

③効果の持続は？

ワクチンの効果がどれくらい持続するのかはよくわからない。数年くらい持続するのではないかという意見がある一方、3回目を追加した方がいいと言う研究者も出て来た。この研究者が自分の利益（ファイザー社の株を買ったとか）のために追加免疫の必要性を説いているのでなければ、早いタイミングで接種した医療従事者や高齢者の効果が来冬まで十分保たれるのかはまだわからないということだ。

④ワクチンに感染予防効果はない

何度も繰り返すが、ワクチンによって発症や重症化のリスクを減らすことはできても、感染を防ぐことはできない。つまり若者たちと同じ立場になるだけだ。その若者たちの行動をずっと制約してきたのだから、ワクチンを射ったからと言って好き勝手にして良いはずがない。

⑤人の行動が活発になれば同じ数になる

ワクチンの効果によって発症率が10分の1になると仮定しても、感染者が10倍になれば患者数は同じである。これまでは緊急事態宣言によって感染者を押さえているが、ワクチン接種を契機に元通りに活動するようになればやはり感染者は増える。結局のところどこかのタイミングで活動自粛に踏み切ることになるだろう。これまで日本は感染者が非常に少ない時点で緊急事態宣言を繰り返しているので、医療体制と新型コロナウイルスの扱いが現状のままである限り、残念ながら経済的な出口はない。

⑥新型コロナウイルス以外の感染症には無力

当たり前のことだが、コロナワクチンは他の感染症には効果がない。もしワクチンで今回の事態を乗り切れたとしても、新たな感染症が流行した場合はどうするつもりなのだろうか。

⑦そして戦略なき接種計画

個人レベルでのワクチン接種の是非は別として、ワクチン接種を進めるのであれば、明確な戦略のもとに実行しなければ意味がない。オリンピックに備えるという目的もあった今回の場合、第一段階は対象を東京都に集中してワクチン接種を進めるべきであった。

そして最初から大規模な接種会場を設置し、医師や看護師を全国に広く公募すれば、十分なスタッフが集まったはずだ。各自治体からの要望もあったのだろうが、物事には優先事項というものがある。東京都を制することが重要と考えなかったのか、それともただの八方美人政策なのかわからないが、戦略なきワクチン散撒《ばら》きでは担当大臣の存在意味がない。

9　オリンピック直前の緊急事態宣言——何のためのワクチン接種なのか

7月12日の月曜日に東京都に緊急事態宣言が発令された。おそらくその背景には「このまま感染者が増加すればすぐに第5波がやって来る」と言っている専門家からの指摘があるのだろう。しかし、この専門家の人たちは自分たちにとって何も役に立たないことに多くの人、特に若い人たちはもう気付いているはずだ。だからほとんど無視されている。

そもそも今回の緊急事態宣言にどのような意味がある？　専門家を自称しながらテレビに出演し続けているドクターには具体的にそのメリットを答えてもらいたい。感染者が増えるからと言うのは誰でもわかるが、それならばいつまで待っても終わりは来ない。活動自粛はほんの一時の効果しかもたらさないことはすでにわかっている。新型コロナウイルスの正体がまだ謎に包まれていて、活動制限によって終息することが期待されていた頃とはもはや違うのだ。

今回の緊急事態宣言は、東京都の1日あたりの感染者が６００人前後のタイミングで発令されている。東京都の人口で割れば、1万人あたり0・42人前後となる。担当大臣や専門家たちが「きわめて稀」と言い切っているコロナワクチン接種後の死亡者とあまり変わらない確率である。

そして驚くことに日本全体でのコロナ死は、7月10日が11人、11日は6人であり、このところのワクチン後死亡数（1日約20人）よりも少ないのだ。この数字のどこに緊急事態宣言の正義があるのか。これまでは医療逼迫がネックとなっていたが、今回は追いつめられた状態ではないはずだ。

入院の大部分を占めていた高齢者のワクチン接種率はこの時点で、東京都の場合、1回接種が約75％、2回接種は約50％に達している。ワクチンの効果をあれほど強調しているにも関わらず、この接種状況においても医療崩壊を楯にして緊急事態を発するならば、専門家がどのような理屈を並べようと実際にはかなり危ないワクチンを無理してまで注射することの戦略的意味がなくなる。

まだそこにない現実になぜそこまで怯えているのか、あるいはオリンピック開催に向けて体裁を整えるためなのかはわからないが、今回の緊急事態宣言に意味を見いだすことはできないし、ほとんどの人は守らないだろう。そして宣言に従わずに店を開け、街に出て行く人を責めることはできない。その人たちによってかろうじて世の中が回っている。

もし全員がおとなしく籠っていたら、本当に経済破綻を起こしてしまう。責めるべきは専門家たちの無策・無責任だ。

10　若者たちの不安は正しい――専門家はもっと責任を持て

　このところ、心底ガッカリする報道ばかりが目にとまる。

　まず、東京都にまたもや緊急事態宣言が出されるとのニュース。前回の緊急事態宣言が明けて間もないのに、東京に住んでいる人たちはこれではたまったものではないだろう。遠く離れた私の地元でも、都会への出荷が激減して困っている業者は多い。いよいよ日本の経済は危険なところまで追い込まれるだろう。感染者が増えたと言っても、この時点ではまだ1日の感染増加者は1000人にも達していない。つまり1万人に1人以下の割合、しかもこれはPCR陽性者の数字であって発症者ではない。

　テレビの報道番組では、まるで感染爆発とでも言わんばかりに騒ぎ立てているが、あのアナウンサーやコメンテーターたちはしゃべっている自分の知性を疑うこともないのだろうか？　ちょっと落ち着いて考えれば、1万あたり1人なんて出来過ぎくらいの数字ではないのか。この条件で緊急事態宣言が発令されることに理不尽さを感じることはないのか。

つまるところ医療体制だけの問題である。だとすれば、医療体制を改善すればいいだけの話だ。マスクに始まり、補助金の数々にこれまでどれほどの金銭を使ったのか。その一部でも都合すれば、感染症専門施設や対策チームはもうとっくにできているはずだ。

緊急事態宣言を何度繰り返したところで、新型コロナウイルスは消滅しない。感染、発症しても万全の医療体勢を早急に整え、個人個人の行動を過剰に制限することはもうやめることだ。時短や休業、アルコール禁止などを守らせてわずかな助成金を遅れて配るくらいなら、助成も制限も一切しない方が店側にも先の見込みがあるのではないだろうか。

政府、行政、専門家、そしてメディアは未だに、新型コロナ感染者を増加させているのは飲食店とそれを利用する若者たちが悪いとばかりに責め立てている。そしてあろうことか、ある大臣は「時短・休業などの指示に従わない飲食店に対しては金融機関から圧力をかけてもらう」という意味の発言をしたのである。その後すぐに訂正したが、口から出た言葉の意味は明白である。

なにも嫌がらせをするために店を開けているのではなく、生活のために苦渋の決断をしているのだ。金に困っている者の一番の泣き所をついて脅すとは言語道断だが、これは政府内が活動自粛政策一本で対応しようとしていることの証でもある。この大臣の発言の責任を芋づる式に追求すれば、ことの発端は活動自粛を強く訴え続ける専門家や医師会長たちにもあるはずで、失言した1人だけを責めても解決しない。

さて、先日の朝日新聞DIGITALにもこのような記事があった。

〝「若い人もワクチン接種を」専門家が断言する三つの理由〟というタイトルである。

その三つの理由とは次のサブタイトルだ。

①20代でも死者、陽性者1万人　自分の身体を守ることになる
②新型コロナ感染後遺症の問題
③ワクチン接種には「社会をみんなで守る」という意味がある

まず①のサブタイトルはあたかも死者が1万人居るかのように思わせているが、実際の死者はここまでの累計で8人だ。8人という少人数を根拠に若者をワクチン接種に誘導するのは無理だ。もっともマスメディアが故意に誤解を招く表現をした可能性もある。そう

であれば名前を利用された御本人は強く抗議するべきだ。

新型コロナ感染死亡は圧倒的に高齢者に多いが、ワクチン接種後の死亡にはあまり年齢差がない。そして20代の人口は成人人口の約12％を占めている。1回目を含めたワクチン接種が成人人口の約3分の1であるこの時点の、ワクチン接種後死亡数と掛け合わせて比較すれば、若者の場合はワクチン接種後の死亡リスクがコロナ感染死のリスクを上回ることはわかりそうなものだ。

念のためことわっておくが、ワクチン政策担当者や専門家と言われる医師たちが因果関係を否定したところで、ワクチン接種後に人が死んでいる事実は何も変わらない。それでは具体的に見てみよう。数字はウソをつかない。

7月7日の発表では、ワクチン接種後に死亡した人数は7月2日の時点で556人となった。6月23日には355人だったので、10日間に201人増加した。一方、1回目も含めてワクチン接種を済ませている人は、7月6日の時点で3350万7141人、6月27日には2717万5489人だったので、こちらは10日間で633万1652人増えた。

これらの数字からいくつかの考察を行いたい。

7月2日時点の接種者数を遡って検索することはできなかったが、この10日間のワクチン接種ペースは1日平均約63・3万人なので、7月2日時点の接種者は3100万人程度と推定される。コロナワクチン接種後に1万人あたり約0・18人死亡している。6月27日時点の計算では1万人あたり0・13人程度だった。

もう1つ、5月26日の報告を思い出してもらいたい。このときは接種者数が約600万人だったが、ワクチン接種後の死亡数は85人であった。ここ10日間の接種者約633万人あたりの201人は、5月までに比べて2・24倍のペースになっているのだ。

これらを見ると、医療従事者から高齢者、一般人へと対象を拡大しながらワクチン接種が進むに連れて、ワクチン接種後の死亡確率も高くなっていることがよくわかるはずだ。

どのような原因と認定されるかは知らないがこのペースだと、20代の若者がワクチンを接種すれば、現時点での計算でいくと1日あたり20人の12%、つまり毎日2名程が数日以内に死亡するのである。

②も①と同様。コロナワクチン接種後にもさまざまな後遺症が起こっている。私が知っているだけでも心筋梗塞を発症した人や、ずっと手足にマヒが残っている人も居る。因果

関係は不明とされているが、ワクチン接種後のタイミングで起こったことは事実である。長年接種して来たインフルエンザワクチンでは見られなかった現象だ。それらと比較することもなく、コロナ患者だけが後遺症に悩まされているかのように語るのはおかしい。

③に至っては本気でそう思っているのか、理解に苦しむ。そもそも集団免疫に頼らなければいけないのは、どれくらいの感染死が起こっている状況の場合だと考えているのか。

少なくとも日本の現状を集団免疫によって解消できるとは思えない。7月7日のコロナ死は全国でたったの14人に過ぎないが、この10日間のワクチン接種後の死亡者は1日平均20人である。そして何度も言うが、今でも新型コロナ感染死の大部分は元々衰弱した高齢者や持病持ちの人たちである。一方、ワクチン接種者のほとんどは元気な人たちで、高齢者の場合でもワクチンを射つことができる全身状態なのである。

それから若者に代わって言っておきたいことがある。

「社会をみんなで守るために」などと安易に口にして欲しくない。すでに若者は過剰なまでに犠牲を払っているではないか。

高齢者にとっては危険だが、自分たちにとってはインフルエンザほどの怖さもない新型コロナウイルスを広めないために、これまで活動自粛を受け入れてきた若者たちに専門家は何も与えずに奪ってばかりではないか。学校、スポーツ、バイト、交友、そして予定されていた仕事など、夢をあきらめた若者たちがかわいそうでならない。

それに対し専門家を自称する人たちは何を犠牲にしたのか。むしろコロナ特需の恩恵を受けている人まで居るではないか。

肩書きに胡座（あぐら）をかいて、何の根拠も示さずに一般論ばかりを口にするような専門家はもう黙ってもらいたい。実際に起こっている事態を色眼鏡なしで把握しない人たちに現実的な判断ができるはずがない。だからいつも具体的な数値と比較対象を明示することもないまま、あくまで一般論に頼った意見を述べるのだ。

11　ワクチン接種後死亡についての見解

7月21日に更新された厚生労働省の報告では、7月16日時点でワクチン接種後の死亡数が751人に増えている。7月2日の時点では556人だったので、2週間で195人の増加、1日平均14人が亡くなっている。前回の計算では1日20人だったが、このところワクチンの供給が停滞していることを考慮すれば大差はない。ともかく確実に増え続けているのは事実だ。ただしこれは煩雑な手続きを経て厚生労働省に提出された数であり、実際にはもっと多い。

ワクチン接種との因果関係については、相変わらず751名のほぼ全例が因果関係不明と処理されている。私の周囲でも数名が死亡しているが、ワクチンとの因果関係は証明されていない。しかし開示された情報を見ると、ワクチン接種後の死亡には特徴があることに気付くはずだ。

①ワクチン接種から数日内の突然死が多い。

ワクチン接種後にはかなりの確率で高熱や関節痛が起こっているが、副反応に苦しんだ末に死亡するケースはむしろ少ない。死亡した人の多くは救急車を呼ぶこともないままに息絶え、それを家族や知人が発見している。このことも因果関係の証明を困難にしている。

私の知っている1例もワクチン接種翌日に突然死の状態で通報され、検死を行ったが因果関係は不明とされた。

②脳出血、脳梗塞、心筋梗塞、動脈瘤からの出血など血管系の障害によるものが多い。

ワクチン接種後の死亡原因としては、出血死や血栓症が目立つ。中には血小板減少をきたした事例もあったが、大半は血管へのダメージによるものだ。元々持病があった人も多いので、あくまで死因は持病によるもので偶然のタイミングで起こったとの見解を示す医師もいるが、それは明らかに間違っている。もし偶然ならば、肺炎球菌ワクチンやインフルエンザワクチンなどの他のワクチンでも同じ頻度で起こっているはずだ。

インフルエンザワクチンは毎年約5000万人が接種するが、接種後に死亡するのは数人である。偶然で片付けていいのはこれくらいの数字だ。一方、コロナワクチンは、4095万9434人に1回接種が済んだ7月16日の時点で751人が死んでいる。その差は歴然としているではないか。これらから導かれる答えは**「コロナワクチンは血管にダメージを与える」**というものだ。

では、その血管障害はどのように起こるのだろうか。免疫反応によるサイトカインストーームを血管障害の機序として指摘している医師や研究者も居る。私もそれはあると思う。サイトカインストームという言葉が難しければ、「アレルギー反応の嵐」と表現すればわかりやすいかもしれない。正確にはちょっと違うが、だいたい同じようなものだ。

体外から入った異物に対して過剰な免疫反応が起こり、人体に悪影響を及ぼす現象をアレルギー反応と呼ぶ。一方、自分自身の組織に対して過剰な免疫反応が起こる病態は自己免疫疾患と呼ばれる。気管支喘息やアレルギー性鼻炎はアレルギー性疾患、リウマチなどの膠原病や慢性甲状腺炎は自己免疫疾患である。

さて一般的なイメージとして、ワクチン接種によるアレルギーは注射をしてからすぐに起こる（アナフィラキシー）と思われているが、実はアレルギー反応には次の４つ（①〜④）の型がある。それぞれに様々な免疫細胞と化学物質が関与するが、ちょっとややこしいので詳細は割愛する。

①アナフィラキシー型
反応時間　15〜20分

主な病態　アナフィラキシーショック、気管支喘息、蕁麻疹、食物アレルギー、薬物アレルギー

②細胞融解型・細胞障害型

反応時間　数分〜数時間

主な病態　血液型不適合輸血、自己免疫性血液疾患、グッドパスチャー症候群

③アルサス免疫複合体

反応時間　3〜8時間

主な病態　血清病、糸球体腎炎、薬物アレルギー

④遅延型・ツベルクリン型

反応時間　24〜72時間

主な病態　ツベルクリン反応、接触性皮膚炎、同種移植片拒絶、薬物アレルギー

これらの中で③は抗体と好中球、④はTリンパ球とマクロファージの活動によって組織障害を起こす。血管内皮もその被害を被りやすい。気付かれた方も多いと思うが、薬物に

よるアレルギーはアナフィラキシーだけではない。数時間あるいは数日を経過しても起こり得るのだ。

これは医学生や看護学生の教科書に記載されている常識だが、ほとんどの医師はきれいさっぱり忘れてしまっている。もし記憶の片隅にでも残っていれば、ワクチン接種と死亡の因果関係についても多少は考察しているだろう。

もう一度言っておくが、**アレルギー反応が起こるのはワクチン接種直後だけではない。**

さて免疫反応やサイトカインストームが1つの鍵であることは間違いないが、それではなぜ他のワクチンではこれほどの血管障害が起こらないのであろうか。コロナワクチン接種後に起こる血管障害の頻度は他と比べ物にならない。そこで、新型コロナウイルスの特徴に目をつけてみたい。

通常、ワクチンはその元の病原体と同じ特徴を持っているのである。病気の原因となるウイルスにはいろんな種類があるが、それぞれに臓器との親和性がある。例えば、日本脳炎ウイルスは中枢神経、肝炎ウイルスは肝臓、ノロウイルスは消化管といった具合に。

では、新型コロナウイルスの場合はどうであろう。発生当時の状況から肺炎を起こすウイルスのイメージが強いが、このウイルスの本性は血管内皮障害にあると私はみている。血管内皮細胞の働きによって血液は凝固しないで血管内を流れるのだが、この内皮が障害されて血管の線維組織がむき出しになると、その部分に血栓が出来てしまい、この血栓を溶かすプラスミンの活性も亢進するので出血も起こりやすくなる。そして炎症をきたした血管が脆くなることによって、出血の危険性はさらに高まるのだ。

さてここからが本題である。通常の肺炎は気道粘膜の炎症によって浸出液が溜まり、気道の終点である肺胞まで酸素が届かなくなるため呼吸困難を起こすもので、水に溺れた状態に近い。一方、新型コロナウイルス肺炎の場合は肺の間質に炎症が起こっている。この間質には毛細血管が存在し、その中をゆっくり流れる血液中に肺胞から酸素が取り込まれ、赤血球のヘモグロビンに結合して全身の細胞に運ばれる仕組みになっている。そのため間質、特に毛細血管内皮に炎症が起これば血液中に酸素を取り込むことができなくなり、重症の低酸素血症をきたすことになる。

そして新型コロナ肺炎から回復しても、間質の硬化による肺活量の低下や息切れなどの後遺症が長く続くことも報告されている。

ところで新型コロナウイルスに感染したが無症状もしくは軽症だった人が、待機中に大動脈瘤破裂や心筋梗塞などを起こして急死した事例があったことを記憶されている方も多いはずだ。

この経過はコロナワクチン接種後の死亡とよく似ている。新型コロナウイルスは大きな血管に致命的な障害をもたらすこともあるのだ。ウイルスが気道から入り込んだときには、肺の毛細血管がウイルスのターゲットとなりやすいが、接触によって眼球結膜などから血液に入り込んだ場合は違う経過になるはずだ。

そしてワクチンの場合、筋肉内に注射されたウイルスの遺伝子が効率よく血管内に吸収されるため、自然感染以上に血管障害を起こしやすいのではないだろうか。ワクチン接種による抗体価が自然感染に比べて桁違いに高いことを手放しで喜んでいいのかも疑問である。

12　陰謀論を利用する卑怯

コロナワクチンをめぐっては、陰謀論などという言葉を目にすることが多い。

その陰謀論とは、

「コロナワクチンと一緒にチップが身体の中に埋め込まれる」

「コロナワクチンを接種すると数年後に死ぬ」

「コロナワクチンは世界の人口を減らすための道具だ」

などという内容である。

さすがに極端なものだが、正直なところは否定する証拠もない。戦争を放棄した日本に住んでいる普通の国民の感性で、ほとんどの人はあり得ないと思っている。だから、陰謀めいたことを口にするのはおかしい人物と判断するのである。

しかし、特定の人物にチップを埋め込む口実にはなるかもしれない。後の2つは数年後になれば真実がわかる。私はこのような話の正否を判断できる立場にはないので、頭の片隅に置きながら年を取ることにしている。

ただし許せないのは、コロナワクチンの接種を希望しない人たちを、あたかも陰謀論信者であるかのように印象づけている連中だ。そのやり方は卑怯きわまりない。

彼らは「ワクチンは安全で接種するメリットの方がリスクよりもはるかに大きいので、間違った変な情報に騙されないできちんとワクチンを接種しましょう」とワクチン接種を呼びかける。しかし、**ワクチン接種を希望しない人のほとんどは陰謀論信者などではない。**自分自身で正しい情報を集めながら意思決定しているのだ。

その人たちの意見をいくつか紹介したい。

①～⑧の文章は、7月16日時点でコロナワクチン接種後の死亡数が751人に達したことを、7月22日にYAHOO!ニュースが報じたときに読者が書き込んだものだ。書き込み順のままに8番目までで、私の好みで抜粋したのではない。ちなみにこの情報は扱いが小さくほとんど目立たない。「コロナワクチン死亡」と検索してようやく目にすることができる。つまり自ら検索しなければ情報を得られない。

①テレビではやらないし、新聞に載ってもわからないほど小さく書いてあるだけ。ネットニュースでは751人亡くなられたことが見出しにはほとんどでない。なぜ隠すのですか？　報道は平等に行うべき。感染者の数で緊急速報出すのになぜ全くどこの局でもやらない？

②これさ、本当にまずいよね。こんな大変な事をニュースで取り上げないのも更にやばい。自分は絶対に受けないけど。

③先日60歳の夫が脳内出血で倒れました。コロナワクチンとの関係を聞いたけれど、持病があるからと言われました。国は接種率を高めるために重篤な副反応をわざと無関係にしているとしか思えません。国は副反応の事例にもっと真摯に向き合って欲しいです。

④これをなぜ速報でださないのか、
なぜ報道しないのか、

なぜ新聞に載らないのか、
なぜみんなこの事実を知らないのか

⑤インフルエンザのワクチンは約５４００万人が接種して死亡者は６人程度。
このコロナのワクチンの接種者は今、どうなんでしょうか。まだ３０００万人を超えたくらいですか。それなのに死亡者７５１人。これを見てワクチンを打とうという方の考えが私にはわからない。私は絶対に打ちません。

⑥どうしてワクチン接種で副反応や疾患の引き金ひいてしまう何かがあるのに治療しよう防ごうという動きにならないのでしょうか？
どうしてワクチンだけ死んでも仕方ないになるのか不思議でしかない。もうコロナで亡くなる人よりワクチンで亡くなる人のほうが多いのに、政府はそれを認めさせない。一体、誰を守っているのですか？国民の命を守るために国民の命を犠牲にするって意味不明。政治がもうとち狂ってる。

⑦主要メディアは、ＰＣＲ検査陽性者数を感染者数と言い換えて、コロナを煽り、ワクチンに幻想を持たせるばかりで、ワクチン接種後の死亡者数の報道に消極的ですね。

⑧解剖にかかる費用は自腹。なおかつ、因果関係を証明する書類作成については、たとえ診断書に「副反応による死亡の可能性が大きい」と書かれていても、国に上げる書類そのものが、医師側にとってかなり面倒なものらしく、報告に上げていない件数が多数あるようです。２カ月ほど前、私の勤めている会社の隣の課の方（既往症なし65歳男性）が、接種２日後に急死されましたが、本当の死因が分からないままお葬式を出されてました。高齢者優先枠だったので、ファイザーです。職域のずっと前、誰よりもいち早く接種できると、前日まで自慢しておられました。解剖もせず、報告も上げていないとのこと。家族にとっても「死因は分からない」まま。医師も適当に心不全？か何か、死因を書かれていたようです。死因が確定できないと、生命保険も降りません。一家の大黒柱を失ったのだから、まずは、手続きを急ぐしかないんだと思います。

どうだろうか。この中に1人として陰謀論を信じている人がいるだろうか。みんなごく当たり前のことを言っている。身の回りに起こった具体的なことを教えてくれている人も居るではないか。初めて使用する薬剤については、実験の段階ではわからなかったことが市場に出て初めて判明することも稀ではない。医師や厚生労働省などの医療関係者は情報をあまなく拾い上げるのが本来の姿だ。コロナワクチンのリスクについて一番まともな姿勢なのは、届けられた範囲での事実を発表している厚生労働省だと私は思う。薬品の認可に慎重な厚労省としては、もっと十分に安全性を確認した上でワクチン接種を行ってもらいたいのではないか。ワクチン接種後の死亡を開示してくれるのは彼らの良心だろう。問題なのは、不都合な事実をあまり大きく扱わないメディアや無視さえする医師たちだ。

それにしても4月頃ならばともかく、この期に及んでも盲目的にコロナワクチンの安全性を強調する専門家が居るのには驚かされる。彼らには生きた情報は届いていないのだろうか。我々のように毎日何十人もの患者さんと顔を合わせ、ときどき世情のことも話題にする方が世間の実情を把握する上で有利なのかもしれないが、現実をふまえながら意見を発信するべきだ。「三つ子の魂いつまでも」では正しい評価はできない。

厚生労働省の報告によると、７月30日の時点でコロナワクチン接種後の死亡者数が９１９人となり、７月16日からの２週間で１６８人増加している。また７月25日の時点でワクチン接種後に３３３８人が重症となっていることも明らかにされた。

しかしこの事実を無視するかのように、尾見氏はテレビ広告に登場してワクチン接種を呼びかけている。その中で自分自身も半袖シャツをまくり上げる様子が映されているが、本来は医療従事者として先行接種の対象だったはずだから、長袖の時期に接種していなければおかしいのでは？　本当に御本人は接種したのかも疑いたくなる。

コロナワクチンの危険性が次々と明らかになっているにもかかわらず、専門家のトップとして真摯に向き合うこともなく、ワクチンのメリットばかりを強調するパフォーマーぶりの是非については皆様にもよく考えてもらいたい。

第Ⅶ章

純日本製のワクチンや治療薬はできるのか？

日本では理系へのリスペクトが欠如しており、研究予算も足りない
治験にはある程度の人数が必要　ボランティア、患者数とも日本で
確保できるのか……

1　出遅れる「日本製」の背景にあるもの

現在、日本ではファイザー社とモデルナ社のワクチンが使われているが、いずれもアメリカ製である。日本製ワクチンの出遅れを批判する声もあるが、日本の製薬会社が競争しようとしても、現実的にはあまりにもハンディが大きいだろう。

このことはアメリカの製薬会社がどのように有利であるかを想像すれば理解できるはずだ。まず開発費用が膨大で、その分有能な人材も集まる。そしてあれほど多くのコロナ患者が居れば、臨床治験の対象には不自由しない。

反して日本はどうだろう。製薬会社の経営は苦しく、合併とリストラによって生き延びている。政府からの研究予算も少ない。少数精鋭でなんとか頑張って新薬の見通しをつけても、日本では患者が少なすぎて臨床治験が遅れてしまうという皮肉な事態なのである。どこからどこまで不利なことばかりではないか。

この逆境の中でも頑張っている研究者が報われるような政策が必要であり、国民も研究費を寄付（免税対象として）できるような仕組みが望まれる。

2　まとめ

日本の急所は医療体制にある

既存の医療機関とは別に非常時対応の臨時医療施設をつくる
現場で患者を診療している臨床医を登用して医療戦略を練る
コロナワクチンのリスクもきちんと伝える
ワクチンに過度な期待はしない方がいい
感染者数減少にやっきになりすぎると治療薬開発のハンディともなる

新型コロナ患者の増加に臨機応変できる医療体制を確立し、
活動自粛は個人の判断に任せることが経済復活への活路となる

終稿　デートの約束はするな

研修医時代のことをふと思い出した。そのきっかけはオリンピック関係者たちが、開催に向けて迷走する様子だった。

思い出したのはオリンピックとは全く関係ないこと、自治医大出身の私が県立宮崎病院で初期研修していたときの外科部長先生の教えである。それは「外科医になるのであればデートの約束はするな」という一言。

「第一線病院で活躍する外科医たる者、いつ何時緊急手術をすることになるかもしれない。そのような立場にありながらデートの約束をしていたら、もし患者さんが緊急手術を必要とする状態であったとしても、恋人に会いたい一心が目を曇らせ、正しい診断ができずに手遅れとなるかもしれない。だから先のことは約束するな、そのことをわかってくれる相手と付き合いなさい」

という意味だ。贔屓や欲望が先に立ったときには、人は公平さをなくしてしまい信頼も失うことになる。

さて大多数だった反対の声を押し切って、オリンピックは予定通りに開催された。非常時に対応できる体制を構築しないままに医療崩壊を叫び、その責任を飲食店や若者たちになすりつけては締め付けているにもかかわらず、多国籍の大人数が一カ所に押し寄せるオリンピックだけは開催する姿勢を目の当たりにした人々のなんともむなしい気持ちがわかるだろうか。そしてこれを機に、もはや「緊急事態宣言」の効力は消滅した。

今更どんなに強い言葉も通用しないだろう。活動自粛を守らないのは国民の静かなるクーデターと心得ておくべきだ。この先、お祭り気分で盛り上がるのは我々ではなくウイルスの方だ。

また政府はワクチンを切り札と公言し、接種率を上げることに躍起となっているが、ワクチンに感染を防ぐ効果はない。実際ＰＣＲ陽性者は過去最高まで増えている。

ワクチンを接種して発症や重症化リスクが低下した人と、新型コロナウイルス発生時からほとんど発症しなかった若者との間にどのような違いがあるのか、その若者たちをむしろウイルスの媒体として悪者扱いし、行動制限してきたこととの整合性を説明できる人は居るのか。

　そして前代未聞の頻度で起こるコロナワクチン接種後の重篤な症状や突然死も因果関係不明の決まり文句で済ませている。

　まさにデートのために患者を軽症とみなすヤブ医者と同じではないか。

おわりに――「森の外」から

この本を読んでいただき、本当にありがとうございます。

私は一介の開業医であり、しかも都から遠く離れた地方都市で生活しています。そして新型コロナ患者の診療には、原則関わってはいません。発熱患者の診療は受け付けていますが……。

つまり私は「森の中に居る」のではなく「森の外から森を見ている」ことになります。そのような立場にありながら、新型コロナ対策への提言を書き上げて出版することはさすがに気が引けましたが、コロナ禍に苦しみ沈んで行く日本の姿を見るに忍びなく、厚かましくもここに至りました。その途中でやめそうになったのは、最初に書いたとおりです。「森の中」で活動している方々にとっては私の意見は的外れ、あるいは迷惑千万に感じるものかもしれません。しかし失礼ながら一度「森の中」から「森の外」へ出て来なければ解らないこともあります。そのような機会の1つと考えていただければ幸いです。無礼ついでにもう一言。日本の舵取りに、負け戦は絶対許されません。そのためにも有能なブレーンを広く求められることを強く望みます。

そして専門的な知識もなく、メディアを通じて飛び交う情報に振り回されている国民の皆様には、ともかく落ち着いて自分の頭で考えていただきたいのです。そのときにこの本がお役に立つならば、私もそれなりに頑張った甲斐があったというものです。

高橋　弘憲

髙橋弘憲（たかはし・ひろのり）
1958年生まれ、宮崎市出身。自治医科大学6期卒業。
卒業後の義務期間は、地域中核病院では内科医として、医療過疎地の診療所では総合診療医として勤務した。義務明け後は、一度母校の血液学教室に籍を置いたのち、地元の公立病院で血液内科専門医として白血病などの診療に携わった。40歳のときに開業。夜8時までの内科診療や健康診断、老人ホームの往診、看護学校の講義などの地域医療業務の傍ら、執筆や講演などでも活躍している。提唱する健康法を自ら実行しているため頑健。

好きな言葉
「何かをしたい者は手段を見つけ、何もしたくない者は言い訳を見つける」

著書
『活かす血　老ける血　危ない血』（アース工房）
『健康エネルギーを高めて幸せになる習慣』（アース工房）
『「強運なからだ」をつくる生き方』（総合法令出版）
『健康・不健康の分かれ道』（第三文明社）
『カラー版　血液が語る真実』（論創社）
『いざとなったら尿を飲め』（論創社）
『医療小説　ドクターGの教訓』（論創社）
『医療小説　ドクターGの教訓【番外編】コロナ騒動』（論創社）

コロナ騒動と日本の急所――一開業医の意見書

2021年9月10日　初版第1刷印刷
2021年9月15日　初版第1刷発行

著　者　髙橋弘憲
発行者　森下紀夫
発行所　論 創 社
東京都千代田区神田神保町 2-23　北井ビル
tel. 03（3264）5254　fax. 03（3264）5232　web. https://www.ronso.co.jp/
振替口座　00160-1-155266
印刷・製本・組版／精文堂印刷
ISBN978-4-8460-2093-4